ウイルスにも
ガンにも
野菜スープの

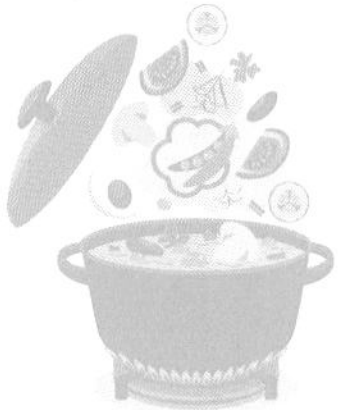

前田 浩
熊本大学名誉教授
バイオダイナミックス研究所理事長

GENTOSHA
幻冬舎

ウイルスにも　ガンにも
野菜スープの力

はじめに

ウイルスが世界中で猛威をふるっています。2019年12月から始まった新型コロナウイルス感染症の流行は、終息の兆《きざ》しなく、東京オリンピック・パラリンピックも延期と決まりました。健康面だけでなく、株価が急落するなど、社会・経済にまで及ぶ影響は深刻甚大です。

中国武漢から流行は始まり、日本、ヨーロッパ、アメリカに拡散し、WHOはパンデミックを宣言する事態になりました。重篤な感染者は、肺炎により死亡にいたるため、高齢者や既往症のある人達を恐怖に陥れています。

実は、コロナウイルスには分かっているだけでいくつもの種類があり、軽い風邪の症状だけのものから、2002年に流行したSARS（サーズ、重症急性呼吸器症候群）や2012年に発生したMERS（マーズ、中東呼吸器症候群）など多くの人が亡くなったものまであります。

おそらく、今回のウイルスもコロナウイルスの一種で、しかも新型だったため正体が何か分からないという恐怖が、様々なパニックに拍車をかけたものと思われます。

私の専門はそもそも細菌学、微生物学、ウイルス学です。東北大学の学生だった頃、これから研究者として歩んでいくのなら、当時世界のトップランナーだった米国の大学院に行くべきだと考えていました。

当時のカリフォルニア大学大学院の先生がタンパク質の専門家で、彼の元で本格的に研究というものに向き合い、学生時代で一番勉強したといっても良いくらい没頭しました。

師の影響もあり取り組んでいたタンパク質は、その後の私の学究人生に大きな影響を与えてくれました。タンパク質は高分子化合物であり、高分子物質を薬の世界に持ち込んだのは私が初めてとなるからです。

帰国後、東北大学に戻り、医学部大学院の石田名香雄教授の勧めで、インターフェロン（動物の体内で分泌される、ウイルスの増殖を抑えるタンパク質）を研究し始めました。

当時、私がいた研究室では、微生物、特に放線菌というかびに近い微生物に抗ガン物質を産生しているものがいないかも探索していました。そして、菌株の一つが、強力な抗ガン物質を生成することを突きとめたのです。タンパク質を研究してきた私は、放線菌由来の高分子抗ガン物質の研究をさらに進めました。

東北大学での成果が縁となって再び米国に招かれ、ハーバード大学のガン研究所で研究を続けました。数年後帰国、熊本大学に移り、世界初の合成高分子を繋《つな》いだタンパク質の抗ガン剤を作ったのです。それが「スマンクス」です。

スマンクス以前の抗ガン剤は、ガン細胞だけでなく健康な細胞をも攻撃してしまうため、副作用が問題となっていました。従来の低分子の薬剤は、ガン組織よりも、全身に均一、かつ健常な組織に多く集まってしまう性質があったのです。

スマンクスはガンの組織だけを、ミサイルのように攻撃するべく設計しました。ガンの組織には大きな分子（高分子）が集まりやすいということを発見し、必ず副作用の少ない抗ガン剤の開発に応用できると確信しました。タンパク質の抗ガン剤に、さらに合成高分子を結合した薬剤の合成に成功したわけです（1979年）。

当時熊本大学の同僚の医師から肝臓ガンを検査する造影剤の話を聞き、造影剤にスマンクスを溶かしてみたのです。すると、ガン局所にだけ届き、しかも長く滞留し、著明な治療効果が出てきたのです。

これを末期の肝ガン患者さんに投与したところ、軽快するという奇跡が起こりました。軽快した患者さんの画像を見て、一緒に研究してきた仲間と興奮したのを覚えています。

以上の成果の発表を契機として、高分子抗ガン剤「スマンクス」を求めて、肝ガンの患者さんが世界中から熊本へやってくるようにまでなりました。

全く新しい抗ガン剤を開発する過程で、そもそもガンはなぜできるのか、ガンと炎症の関係、ウイルスと炎症の関係、そしてこれらに大きく関わっている活性酸素の影響を知りました。次に私は、ひょっとすると抗ガン剤だけではなく、ガンそのものを予防できるのではないかと思い至ったのです。

当時私の研究室ではガン以外に、細菌やウイルス感染でどうして病気が発生するのかという研究も続けていました。その一つがインフルエンザウイルスの感染症発現のメカニズムです。マウスにウイルスを感染させたとき、実はウイルスそのものの毒性よりも、活性酸素が肺炎などの発病の原因になることを発見したのです。

ならば大量に発生した活性酸素がDNAを傷つけ、ガン化の原因になるのではないか、すなわち活性酸素を抑えることができれば、ウイルスにもガンにも打ち勝てるのではないかと考えました。活性酸素を抑える、抗酸化作用のある物質探しを始めたのです。

色々と試みた結果、抗酸化作用の宝庫は野菜でした。しかも、効率良くたくさん摂《と》るには野菜スープがベストだという結論も得ました。

抗ガン剤、抗炎症剤などの薬で病気を治すのももちろん科学の進歩ですが、そもそも病気にならなければいいわけで、なんとこんなに身近にある食材で、誰でも作れる「野菜スープ」だったのです。

科学者は研究成果を医療関係者だけでなく、一般の人達に直接届ける義務があると私は常々思っていました。本書は野菜スープがなぜ万病の予防に良いのか、様々なデータをもとに、できるだけ分かりやすく説明したつもりです。

特に長期戦になるであろう新型コロナとの闘いには、免疫力を高め、身体の中からウイルスに打ち勝つことが必要です。本書が、切迫するコロナ危機撃退の一助となれば幸いです。

専門家としては言葉足らずのところもありますが、分かりやすさを一番に考え、難しい科学用語などは極力省きました。毎日の野菜スープが、読者の皆さまの健康に貢献してくれることを切に願っております。

2020年4月

前田　浩

ウイルスにも ガンにも 野菜スープの力

目次

第1章

ウイルスをよせつけない身体になる

第２章

ガンは野菜スープで予防できる

第3章

健康調理法 野菜は生より煮て食べる

第4章
身体の中の炎症をいかにくい止めるか

第5章

健康長寿・生活習慣病にも野菜スープの力

第6章

グローバルな時代の新健康常識

装幀　石川直美（カメガイ デザイン オフィス）
装画　Pogorelova Olga/Shutterstock.com
DTP　美創
本文イラスト　una
協力　井手晃子

第1章

ウイルスをよせつけない身体になる

人類はウイルスと闘ってここまで生き延びてきた

人間はこれまで、何度もウイルスによる感染症と闘ってきています。古代から知られている天然痘（人間が唯一撲滅したウイルス）をはじめ、狂犬病、エボラ出血熱、ポリオ、風疹《ふうしん》、帯状疱疹《ほうしん》もウイルスの仕業です。

いずれも歴史の中では多くの人々が命を落とし、世界中が右往左往し、公衆衛生学と医学、各国の政府が、その都度《つど》対応に翻弄されてきたのです。

分かっているだけでも世界中に約3万種類のウイルスがあり、そのうち、哺乳類と鳥類に感染するウイルスは約650種類あるといわれています。

ウイルスの多くは、**ヒトに感染すると軽い風邪の症状を発症**します。もしくは、ほとんど症状がない場合も多く、私達は感染したことにすら気づかないことも多いのです。

しかし、中には大変**感染力が強く、しかも重症化するもの**もあり、ウイルスに感染して一つの町そのものがなくなったという悲しい歴史さえあります。

有名な話では、紀元前のギリシャのペロポネソス戦争のときには、疫病《えきびょう》が蔓延《まんえん》し、市民の6分の1が死亡してしまったそうで、結果アテネは亡ぶことになったともいわれています。

動物ウイルスには、1種だけに感染するという特異性がある場合と、あまり種を選ばず感染を引き起こす場合があります。

特異性の高いエイズウイルス、ポリオウイルスは主としてヒト↕ヒト、まれに霊長類間で感染します。ネコのエイズはヒトには感染せず、ポリオはほとんどヒト↕ヒトですがサルには感染します。

ヒトのインフルエンザは、ブタやウマ、さらに渡り鳥に感染します。このような感染を人獣共通感染症といいます。コロナウイルスも、おそらくこれに近い種類と思われます。

手洗い、マスク、換気、そして免疫力の増強

そもそもウイルスとは何でしょうか？　ウイルスは微生物の一種ですが、いってみれば欠陥微生物です。というのも、ウイルスだけでは子孫をつくることができないのです。

他の生物に寄生して初めて生き延びることができるという、なんとも頼りない生き物なのです。

地球上のあらゆる種類の生物にはそれぞれに寄生しているウイルスがいるといっても過言ではありません。宿主がいなければ生き延びることができませんから、何も害を与えないウイルスもたくさんいます。

ところが、ある種の**ウイルスは急激に増えて、しかも宿主を殺してしまう**のです。自分も死ぬというのに。

大変厄介《やっかい》なウイルスですが、これだけ科学が進歩しても一部を除いてその特効

薬はまだ見つかっていません。

ヘルペスウイルスには、アシクロビルという特効薬があります。さらにウイルスが原因のC型肝炎の特効薬も、ここ5年程で広く普及しています。またエイズウイルスも最近では特効薬といえる薬剤がいくつか開発され、今では治療可能なウイルス疾患といえます。ともあれ、対ウイルス作戦の主役はワクチンです。

天然痘、ポリオ、はしか、日本脳炎、風疹、インフルエンザなどのワクチンが開発されていますが、インフルエンザにしても、変異する（型が変わる）ので**決定的なワクチンや治療薬はまだない**のが現状です。

その具体的な対策は、感染者の隔離と、予防策としての換気、うがい、手洗い、マスク着用、そして体力や免疫力の増強を図ることくらいしかありません。

新型コロナウイルスが世界中に拡がった理由

このたった百年の間に、世界は高速大量輸送の時代へと移り変わってきています。多くの人達が気軽に海を越え、山を越え、数百キロも離れた土地へ、驚くべき速さで移動できる時代になったのです。アフリカや南洋の熱帯地方のウイルスも、温暖化した北半球に拡がりつつあります。

生産物の交流や、観光という新しい産業の発展は好ましいものですが、それだけでなく感染症という厄介なものも、高速で大量に国境を越えて運ばれてくる時代になってしまいました。

２０１９年末、中国武漢市で発生した**新型コロナウイルスが、短期間に世界中に蔓延《まんえん》した**のも、このボーダレス社会、高速大量輸送時代が生んだ弊害といえるのかもしれません。こうしたことはＳＡＲＳやＭＥＲＳ、鳥インフルエンザなどのときも大きな問題となりました。

新型コロナウイルス感染の経路

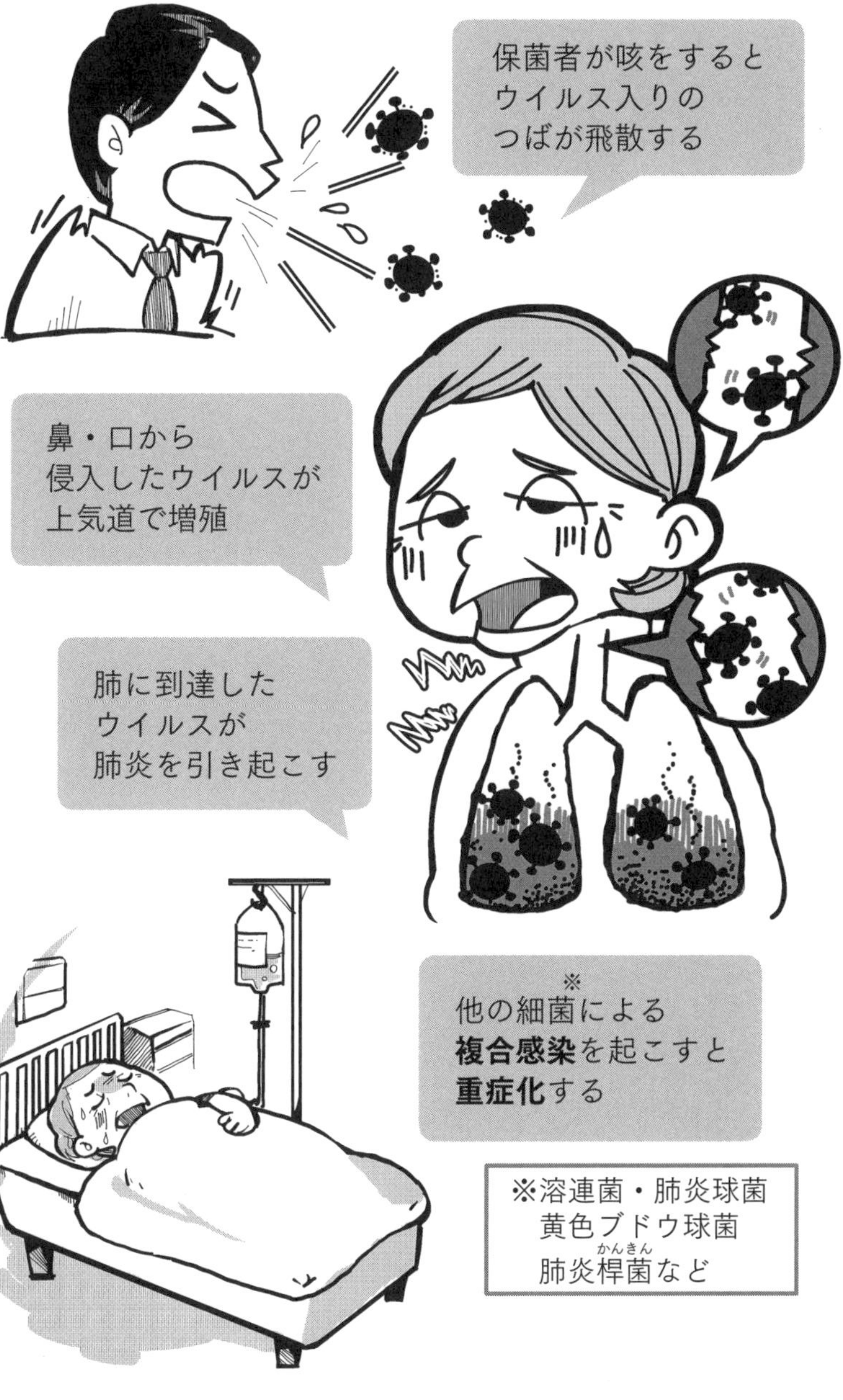
保菌者が咳をすると
ウイルス入りの
つばが飛散する
鼻・口から
侵入したウイルスが
上気道で増殖
肺に到達した
ウイルスが
肺炎を引き起こす
他の細菌※による
複合感染を起こすと
重症化する
※溶連菌・肺炎球菌
黄色ブドウ球菌
肺炎桿菌《かんきん》など

いずれも発熱と呼吸器症状が主で、重症化すると死にいたります。特に既往症のある人、**高齢者や免疫力の落ちた人**は要注意。肺炎を起こすと致命的になりかねません。

大きな流行にはなっていないので分かっていませんが、海外から持ち込まれる新しい病気は他にもあるといわれています。

新型コロナウイルスだけでなく、発展途上国に滞在して帰国した人からや、熱帯地方で養殖した海産物に付着するなどして、コレラや腸炎ビブリオなどの菌が持ち込まれる危険性も考えられます。そこで、ボーダレス時代の感染症対策はずいぶん前から検討されていて、水際対策がとられてきました。

しかし、空港で高熱を出している人を見つけて、隔離することも大事ですが、呼吸器系ウイルス等はそれまでに機内で周りの人が感染してしまうことも十分考えられます。自分自身が、旅先でそうしたウイルスや細菌に感染することもあるでしょう。

では、こうしたウイルス対策はどうしたらいいのでしょうか？　人混みはできるだけ避ける、うがい、手洗いはもちろんのこと、現地では**生水は飲まない**、**生野菜も食べない**のが賢明です。

そして何より、そもそもウイルスに感染しにくい身体を作っておくことが大切なのです。

次ページの表をご覧ください。ウイルスにヒトが暴露《ばくろ》（さらされる）した場合、高濃度のウイルスではより確実に感染し、容態もひどくなりやすいのですが、極めて低濃度のウイルスでは感染しないか、感染しても軽症か、あるいは不顕性感染になることが知られています。

人が密集するところ、人混みをできるだけ避けるべきなのがよく分かります。

ウイルス暴露量と感染・発症・重症化に至る過程の一般論

	ウイルス量の例（暴露ウイルス量）	経過	抗体の産生多寡
1	1,000,000個（百万）	感染 → 発症 → 重症化 → ICUなど	＋
2	100,000個（十万）	感染 → 発症 → 軽症 → 治癒	＋
3	10,000個（1万）	感染 → 発症 → 軽症（免疫成立） → 治癒 不顕性感染 → 症状なし → 治癒	＋
4	3,000個（3千）	感染せず → 症状なし → 抗体成立 → 治癒 不顕性感染 → 症状なし → 抗体成立 → 治癒	＋or±
5	1,000個（千）	ほとんど感染せず／不顕性感染	＋or±or－
6	100個（百）	ほとんど感染せず／不顕性感染	±or－

○この表は仮想のモデル。インフルエンザウイルスをマウスに空気感染させた場合の感染を想定。

○不顕性感染とは、感染しても発症しない場合をいう。保菌者ではあるので感染源となりうる。潜伏し持続的に慢性感染となる。慢性炎症化する例としてはC型肝炎・ヒトパピローマウイルスなどがある。

○この表の現象は、病原性細菌についても同じことがいえる。赤痢菌はごく少数（例えば100個）で感染し致死的になるが、サルモネラ菌はその10倍以上でも重篤化しない。しばしば、感染が継続して慢性化する。

○非病原性細菌（多くは善玉細菌の乳酸菌など）は体内（血中）に入っても無害である。血中に入った場合は、白血球にすばやく食べられて菌は死滅する。

○おおざっぱにいえば、この表は結核菌モデルのパスツール時代の例であるが、人混みは**1**、**2**、街中や家の中では**3**、**4**で、高い山や野原など日当たりの良いところは**5**、**6**と考えられる。

活性酸素を中和して新型コロナをブロック

活性酸素という言葉を聞いたことがある人は多いと思いますが、誤解している人もまた多く、「活性」という単語から元気で活発なイメージがわき、普通の酸素よりも身体に良さそうだなどと思っている人もいます。

しかし、元の英語は reactive oxygen species であり、これをアクティブ＝活性と訳したのが間違いで、reactive ＝反応性のあるという意味ですから、正しくは「反応性の強い酸素」と訳すべきでした。

もっといえば過激＝ radical な酸素であり、私は活性酸素のことを「酸素ラジカル」とも呼んでいます。

言い換えれば、より強く**他の細胞とその構成成分を酸化、攻撃してしまう酸素**ということで、多くの場合、酸化反応により標的となる化合物は傷つき、別のものに変化さえするということを認識してください。

この世の中のものは何であれ経年変化をし、多くの場合空気に触れて劣化します。米にしても1年以上貯蔵したものは味が悪くなり、橋の欄干《らんかん》や鉄の手すりは放置すれば自然に錆《さ》びていきます。

ヒトも呼吸によって酸素を体内に取り込んでいるのですが、1~5%が活性酸素になるといわれています。

活性酸素は**化学反応性の強い酸素分子**であって、多くの物質と容易に反応・結合して相手の分子を酸化したり分解したりして変えてしまう。人体の細胞を傷つけ、細胞死さえもたらしてしまうのです。

ヒトの身体も錆びると考えると、ゾッとしませんか。

ウイルスによる肺炎も、ガンも、実はこの活性酸素が大きく影響しています。

私の専門は細菌学、微生物学、ウイルス学です。「微生物感染の分子病理学」「炎症のメカニズム」の研究を、日米両国で長年にわたって行ってきました。

ウイルスの感染と白血球・活性酸素の関係

血管内に侵入したウイルスを白血球が食べ
同時に活性酸素を排出する。活性酸素はウイルスを撃退する

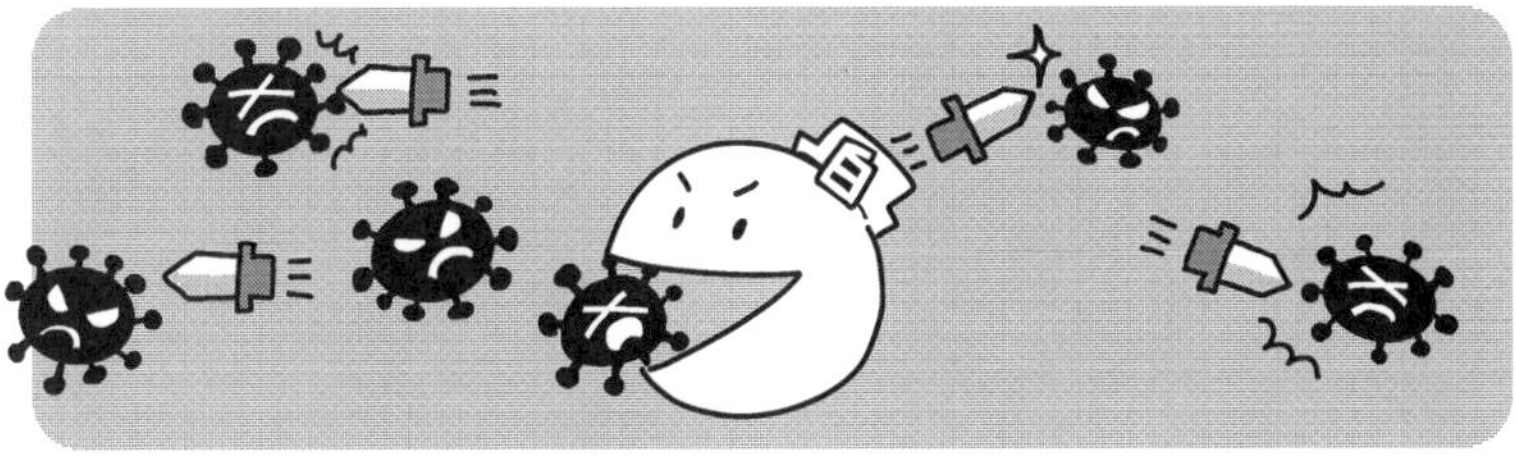

ウイルスが多いと活性酸素も増えすぎてしまう。
増えすぎた活性酸素は細胞も傷つけてしまい炎症を起こす

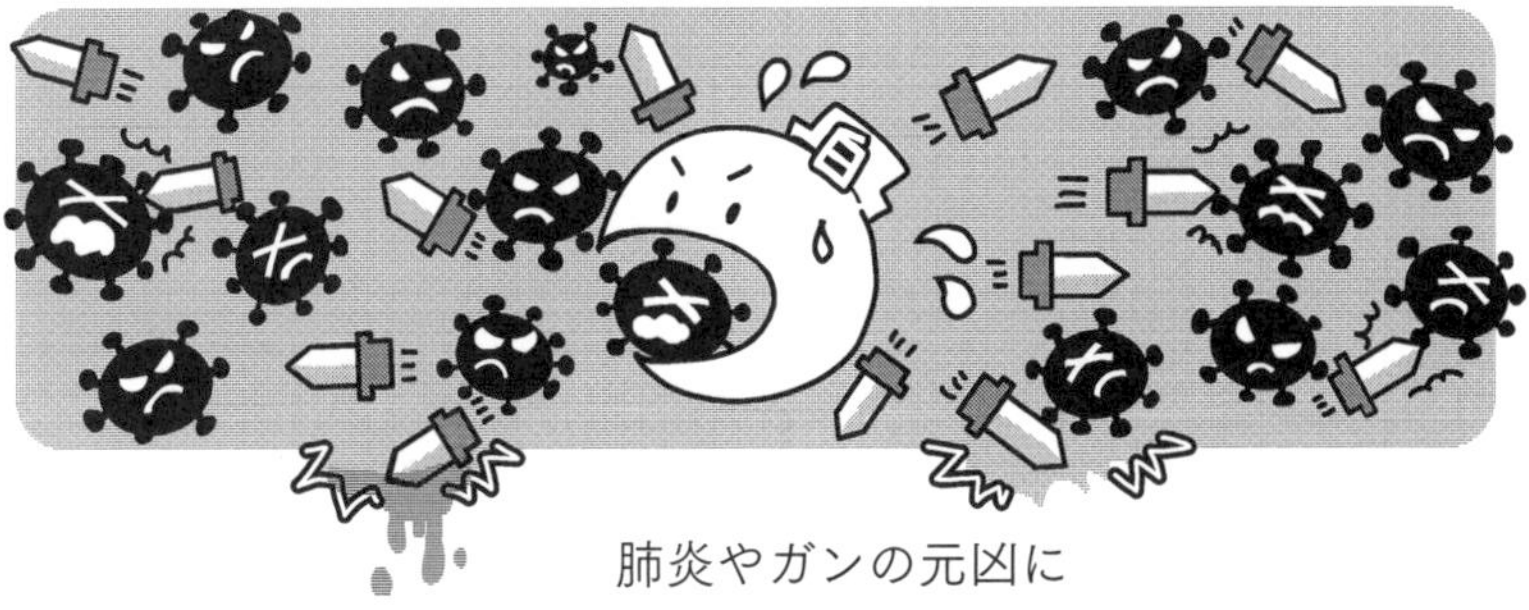

肺炎やガンの元凶に

増えすぎた活性酸素を退治する
抗酸化力（野菜由来）と抗酸化酵素

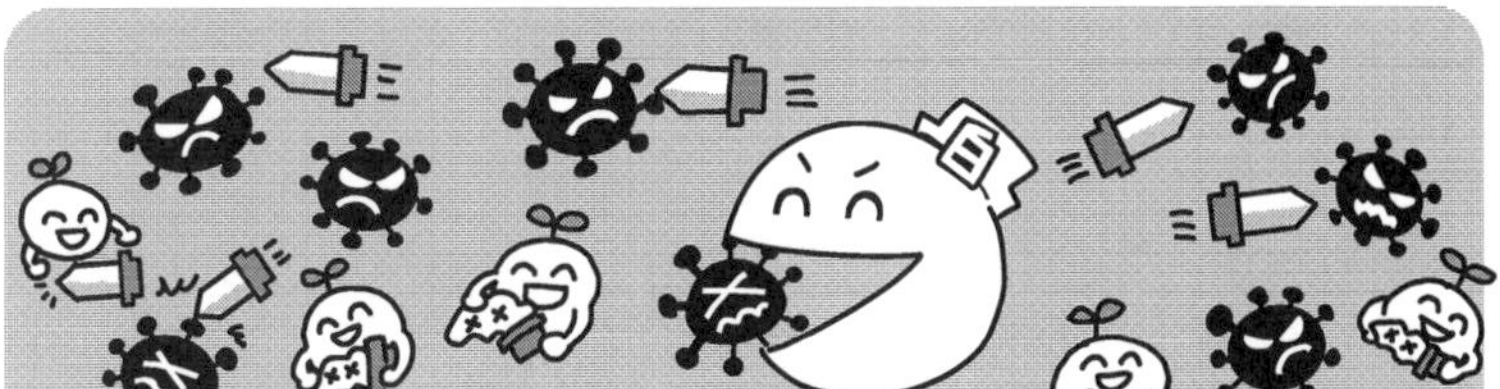

野菜から得た抗酸化力と血管内の抗酸化酵素により
活性酸素の発生を抑え、炎症を起こしにくくする

この「炎症のメカニズム」を研究しているときに、活性酸素の生成メカニズムを明らかにすることに成功しましたが、研究の過程で、活性酸素が遺伝子の変異や細胞傷害、細胞死まで引き起こしていることが分かったのです。そして変異した細胞が、ガン細胞の発生に繋《つな》がっていたのです。

さらに活性酸素は、発ガンだけでなく、**老化**、**動脈硬化**、**潰瘍《かいよう》**、**リュウマチ**、**アルツハイマー病の発症**などにも深く関わっているといわれています。

そこで、活性酸素を中和することが、変異細胞を、ひいてはガン化細胞を作らないこと、つまり、ガンの予防になると確信したのです。ではどうやって中和すれば良いのか、それには活性酸素を中和する食品成分を探し出し、効果的に体内に摂取すれば良いのではないか、と考えました。

そして抗活性酸素力のある成分を含む、野菜に注目したのです。

私は今回の新型コロナウイルス予防に対しても、野菜に含まれる成分の効果的な摂取が、ガンや他の病気と同じく、極めて有効であると考えています。

野菜の力と恵み、ファイトケミカルとは？

草花や野菜など、**植物はなぜガンにならない**のか？　不思議に思ったことはありませんか？　自然界の植物は強い紫外線にさらされ、かびや病原菌や害虫の攻撃も受けているのに、自ら動いて逃げたり防衛したりできないのです。

そのため体の中に、自分で自分の身を守るしくみを整えたと考えられます。ファイトケミカルです。直訳すると植物性化学物質であり、細胞の中に含まれる成分であり、植物の色や香り、辛み、苦みなどのもととなる機能性成分です。

トマトのリコペン、ホウレンソウ・コマツナのルテイン、タマネギのケルセチン、お茶のカテキン、ニンジン・カボチャのベータカロテンなど、私達がよく食べるおなじみの野菜に多く含まれています。

ファイトケミカルは、強い抗酸化力を持ち、ウイルスの侵入などで発生した活性酸素を中和・除去してくれるのです。

これほど頼りになるファイトケミカルですが、残念ながらヒトの体内で作ることはできません。植物由来の成分であり、私達は野菜・果物を食べることでしか摂取できないのです。

①私達の身体を作りエネルギーのもととなるタンパク質・脂質・炭水化物の三大栄養素、②体調を良くしバランスを保つビタミン・ミネラル群、③腸内環境を整える食物繊維に加え、ファイトケミカルの役割を是非知っていただきたいのです。

活性酸素を中和・除去し炎症を抑える、免疫力を向上させる、私達の健康を守る隠れた救世主なのです。ウイルス等感染症・ガン・生活習慣病の元凶である活性酸素を除去してくれるファイトケミカルですが、さらに調べていくうちに、その調理法も大切であることに気づきました。

すなわち、ファイトケミカルの成分は、加熱することによって人体にずっと吸収されやすくなるのです。吸収率、抗酸化力は実験では最大１００倍にも強くなることが分かっています。そして**ベストな料理法はスープ**であることも確信できました。

詳しくは第3章で述べますが、今は、新型コロナウイルス感染の予防・防衛のために「野菜スープ」が大いに助けになる、という提言を覚えておいてください。

ファイトケミカルには、人体にとってもう一つ優れた特性があります。血管を拡張し、血流を良くする働きです。

血管内の内皮細胞から一酸化窒素（ＮＯ）が放出されます。この一酸化窒素が血管の筋肉をゆるめ、拡げ、血流を増やしてくれるのです。

しかし、ここでも活性酸素が邪魔をします。ＮＯを攻撃、酸化させてしまうので、血管は狭くなり、血圧も上昇、体のすみずみにまで血液等がいきわたらず、体調を乱すもととなります。

ファイトケミカルは、**血の巡りを良くしてくれる**のです。毎日の野菜スープは、循環器系の不調にも有効な生活習慣なのです。

コロナウイルスから肺炎にいたるメカニズム

新型コロナやインフルエンザにかかって亡くなったと聞くと、ウイルスが人を攻撃して死にいたらしめたと思いがちですが、実はウイルスはきっかけにすぎないのです。私達は、マウスを使って、このことを証明しました。

実験で明らかになったのは、マウスにインフルエンザウイルスを感染させると、そのマウスは死ぬのですが、マウスの死体からはウイルスが全く見つからないということでした。

なぜなら、ウイルスによって直接マウスが殺されたのではなく、感染後の炎症反応によって、つまり、宿主であるマウスの持つ**防御反応の過剰な流れ弾で、自身が傷ついて肺炎を発症していた**からです。これを私達は「ウイルスなきウイルス病」と呼んでいます。1989年、世界で初めてこの事実を突きとめ、科学雑誌『サイエンス』に発表しました。

マウスとインフルエンザの実験で分かったことは、マウスがウイルスに感染後、数日で大量の活性酸素が肺に発生し、肺炎が起こったということです。発生した活性酸素量は、非感染のマウスの200〜600倍もありました。

ウイルスが侵入すると、免疫を司《つかさど》る白血球から、ウイルスを殺すための活性酸素が猛烈に放出され、ウイルスは全滅したのです。ところが、急激に増えた活性酸素が肺の細胞や組織をも傷つけ、炎症が起こり、発熱や肺炎にいたります。活性酸素はまさに諸刃《もろは》の剣《つるぎ》なのです。

ウイルスは死にいたる病気の引き金ではありますが、直接の病因・死因は増えすぎた活性酸素だったのです。つまり**ウイルス侵入後でも活性酸素を少なくすることができれば、発症の予防が可能**なのです。

以上は実験室の清浄な雑菌のいない環境でのデータですが、現実の生活環境にはあらゆる細菌、病原菌が多く浮遊しています。それらの菌は、インフルエンザウイルス感染で傷ついた上気道の細胞に付着し、容易に血中に入り、複合感染（重感染）し、致命的になるわけです。もうこのときは手遅れになりうる状態です。ウイルスには抗生物質は効かないといわれていますが、こう考えると、細菌や病原菌に対して効く抗生物質の併用も必要だといえます。

新型コロナウイルスやインフルエンザウイルスが猛威をふるっているとき、感染しないためには、室内の換気に気を配る、手洗いやうがい、マスク着用などももちろん大切です。でもさらに活性酸素を除去するために、ファイトケミカルを豊富に含む野菜スープを飲むことも忘れないようにしましょう。

たとえウイルスに感染してしまったとしても、活性酸素を除去する「ファイトケミカル野菜スープ」を習慣的に飲んでいれば、**軽症ですむか、早い回復が期待**できます。

寒い冬の季節でしたら鍋物や温かいスープは食卓に上りやすく、この時期の食事としては理想的です。また、毎朝の味噌《みそ》汁も、野菜をたっぷり入れて作ると良いでしょう。「簡単・作りおき」野菜スープのレシピは、第3章でいくつかご紹介いたします。

インフルエンザウイルスの除去にヘパフィルター

英国航空のパイロットから直接聞いた話ですが、インフルエンザウイルスの大流行時、大陸間（日本↔英国）の長いフライトの後、ロンドンのヒースロー空港で、インフルエンザ感染症の重症患者が多発したことがあったそうです。

急患が発生したときは着陸の都度《つど》、救急車を手配したものだったそうですが、ある時点から、そういう事態が起こらなくなった。理由はヘパフィルターにあると思う、とそのパイロットは言っていました。

今日では、多くの航空機で、**ヘパフィルターという無菌化濾紙《ろし》を通した無菌空気を循環**させています。さらに、フィルターに紫外線照射ランプを組み込み、より除菌と殺ウイルスの効果が出るように工夫してあるのです。日本のＪＡＬもＡＮＡも、機内の空気はヘパフィルターを通しているということでした。

また、多くの病院の手術現場では、手術室の空気の除菌には細心の注意が払われています。**紫外線照射も併用**していて、術者がいないときでも、空気清浄機を動かしています。

考えてみると、新型コロナウイルスが蔓延《まんえん》してしまった問題の豪華クルーズ船も、各客室に除菌装置（加湿器に紫外線照射ランプが付属しているものなど）を設置していれば、あれほどの感染者は出なかったのではないかと思うのです。

最近の観光バスも気密性が高く、ウイルス感染のリスクは高そうです。やはりこれからはヘパフィルターを設置すべきではないでしょうか。

ただ、ヘパフィルターによる空気清浄は、短時間でその空間を無菌化できるわけではなく、数時間にわたって空気を循環させてフィルターに通す必要があります。紫外線照射による除菌の場合も、空気の循環は必要です。

紫外線照射もランプに近いところの空気には有効ですが、物陰やランプから離れた場所の空気には全く効果がないので、これらの点にも留意する必要があります。

インフルエンザウイルスの多くは、（発症までの）潜伏期間が大変短く、多くは1〜2日で発症します。しかし今回の新型コロナウイルスは潜伏期間が長く（1〜12・5日）、**感染の自覚がないまま行動する人**も多く、パンデミックを宣言するまでに拡がってしまった理由の一つかもしれません。軽症の人が約8割、感染していても目立った症状の出ない人さえいました（不顕性感染）。

インフルエンザウイルスにかかり、重篤（重症）化する症例のほとんどは、前述のとおり細菌との複合感染です。インフルエンザウイルスと並行して細菌の付着、増殖、発症となり、抗ウイルス剤のみでは、この細菌を伴う複合感染の重症化は抑えられないのです。おそらく新型コロナウイルスの場合も同じでしょう。

さらに、いくら抗菌剤で細菌を除去しても、そのときに起こる重篤な炎症反応が引き金となり、しばしばサイトカインストームと呼ばれる激烈な炎症・起炎物質が過剰生成されることがあります。

サイトカインストームによって生ずる炎症性の活性酸素は、致命的になりうる病気の主因になってくるのです。

したがって、抗菌剤だけでなく、滋養と抗酸化作用のあるファイトケミカル豊富な食事が有用と考えられるのです。

昔の米国のドクターは、風邪の患者さんには、帰って温かいチキンスープを飲んで休みなさいと言ったものです。私は、帰って**温かい野菜スープを飲みなさい**と言いたいのです。

ウイルスは家ダニの糞が その毒性を大幅に増加させる

プロテアーゼというタンパク質分解酵素があります。動植物をはじめ、バクテリア、細菌、ウイルスも持っているもので、大変パワフルな酵素です。身体が炎症を起こしているときは、このプロテアーゼが活性化します。

例えば、炎症を起こすと痛みが生じますが、これはプロテアーゼが次々と活性化し、疼痛《とうつう》作用や血管透過性のあるキニンを大量に生成することで、**炎症を起こしたところが痛む**のです。たった一つのプロテアーゼが次々と別のプロテアーゼを活性化し、結果的に症状が悪化していくのです。

実はヒトの身体の中には、プロテアーゼが出すぎたときに抑制する防御システムがあります。通常は制御されているのですが、細菌やガン由来のプロテアーゼに対しては抑え込むことができず、悪化していってしまうのです。

実はプロテアーゼは、アレルギーの原因として知られているハウスダストの家ダニの糞《ふん》の中にもあり、キニン系を活性化してしまうことも、研究で明らかになっています。

さらに研究の延長線上で、インフルエンザウイルスの感染症の増悪に、家ダニの糞中のプロテアーゼが関与していることが分かったのです。

家の中にあるプロテアーゼを集めてきて、ほんの少しマウスの鼻腔《びくう》に入れてからインフルエンザウイルスに感染させると、肺の中のウイルス量は**プロテアーゼがないときと比べて100倍**も多くなり、マウスは100%死んでしまいます。

つまり、家ダニ由来のプロテアーゼは、細菌性のプロテアーゼと同様に、強力な病原因子になるのです。

空気が乾燥するとダニの糞も空気中に浮遊しやすくなり、それが気道に吸着し、ウイルスの増殖の引き金になります。

新しいウイルスはいつも中国から来ると言う人もいますが、それは、中国の住環境や市場の環境がもたらしたものかもしれません。

プロテアーゼが多い環境に、インフルエンザウイルスが入ってきたとしたら危険です。もしこれら両方を同時にヒトが吸い込んでしまうと、プロテアーゼがウイルスの感染力を100倍にも増加させてしまうのです。

それぞれ、単独では致死的ではないのにもかかわらず、複合感染となると毒性の大幅な増加をもたらします。もちろん、ヒトの身体が持つ**防御反応から活性酸素が大量に放出**され、病態の悪化に繋がることは言うまでもありません。

第2章

ガンは野菜スープで予防できる

2人に1人がガンになり、3人に1人が亡くなる時代

残念なことですが、今では日本人の2人に1人がガンになり、3人に1人はガンで亡くなるといわれています。この本の読者の中にも、身近でガンにかかった方は何人いらっしゃいますか？　と聞かれたら、すぐに何人もの知り合いを挙げることができるはずです。

ガンで亡くなるといっても、85歳以上の高齢でのガン死は自然死に近いとも考えられますが、50代、60代でのガン死は、もっと先送りできなかったのかと悔やまれます。

最近では検査機器・手法の進歩で初期のガンが発見されるようになり、**手術や抗ガン剤の進歩**で、たとえガンになったとしても生存の確率が高まってきてはい

日本のガン新薬の価格：1ヶ月当たり

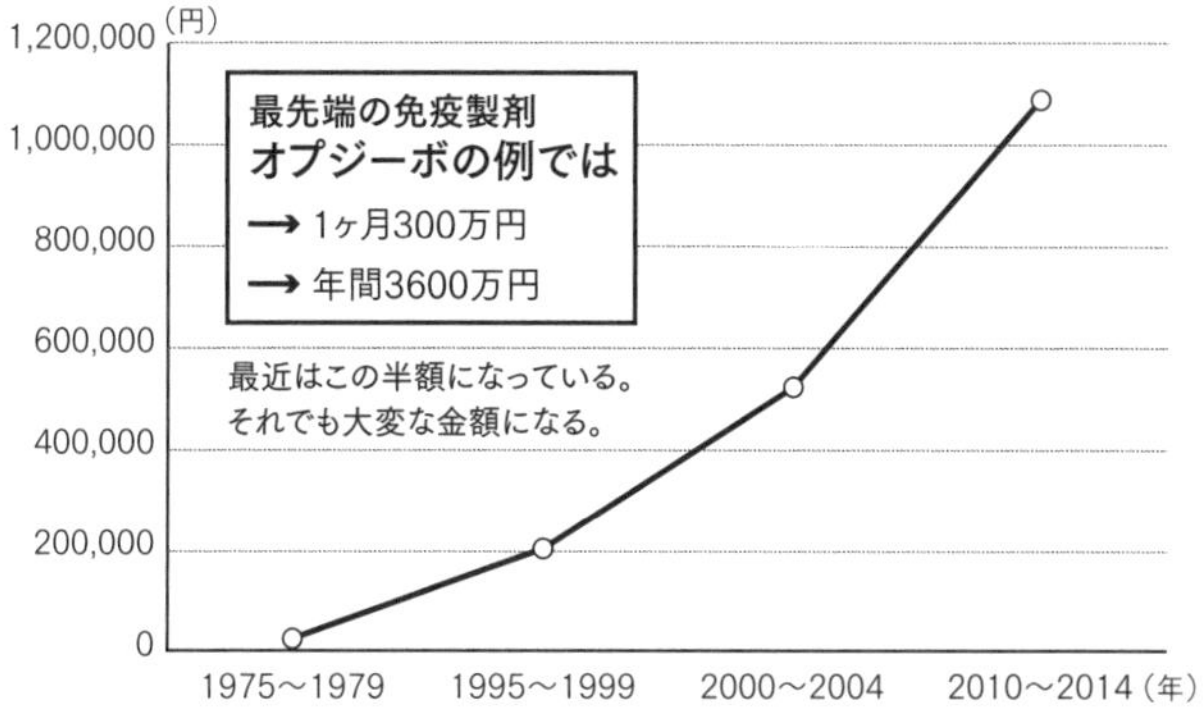

※この時点では超高額薬のオプジーボは入っていない。
出典：毎日新聞2016年4月5日（デジタル版）より

ます。

しかし、**最先端の薬はかなり高価**で、日本の医療費の増大に大きく影響を与えており、このままでは医療保険制度そのものが破綻しかねません。

しかも、進行ガンに対しては抗（制）ガン剤の効果はそれほど期待できないにもかかわらず、副作用がひどいというおまけまでついています。

それならばどうしたら良いのでしょうか。答えは簡単です。

そもそもガンにならなければ良いのです。

昨今は、ガンの治療と同様に、ガンの予防ということが大変重要な課題になっていると思います。

そこで、多くの専門家は、食事や運動でのガン予防が極めて重要であると言い続けていますが、なかなか効果があらわれません。なぜでしょう？　それはその方法が少しだけずれているからです。

正しい予防方法をお伝えする前に、ガンはどうやってできるのか、**なぜガンになるのか**を説明しなければなりません。

いかにしてガンの増殖を抑えるか

ガンは、ある日突然できるものではありません。ガン細胞は多くの人の身体の中に存在しているのですが、ある場所にガン細胞が集団的に高濃度に存在して初めてガンと診断されます。

例えば、1個のガン細胞は放っておけば、早くて1〜3日で、遅くても1〜数ヶ月で2倍になります。これが千万〜1億個程集まると肉眼的に認識できる大きさになります。そして直径2〜3㎜になると、もっと**増殖するために新しい血管が必要**となります。

この血管ができてくると、腫瘍《しゅよう》として成立したガンは1ヶ所にとどまらず、血管やリンパ管を通して他の場所（臓器）に転移していきます。こうしてガン細胞はヒトの身体をどんどん侵し始めるのです。

ガン化の過程

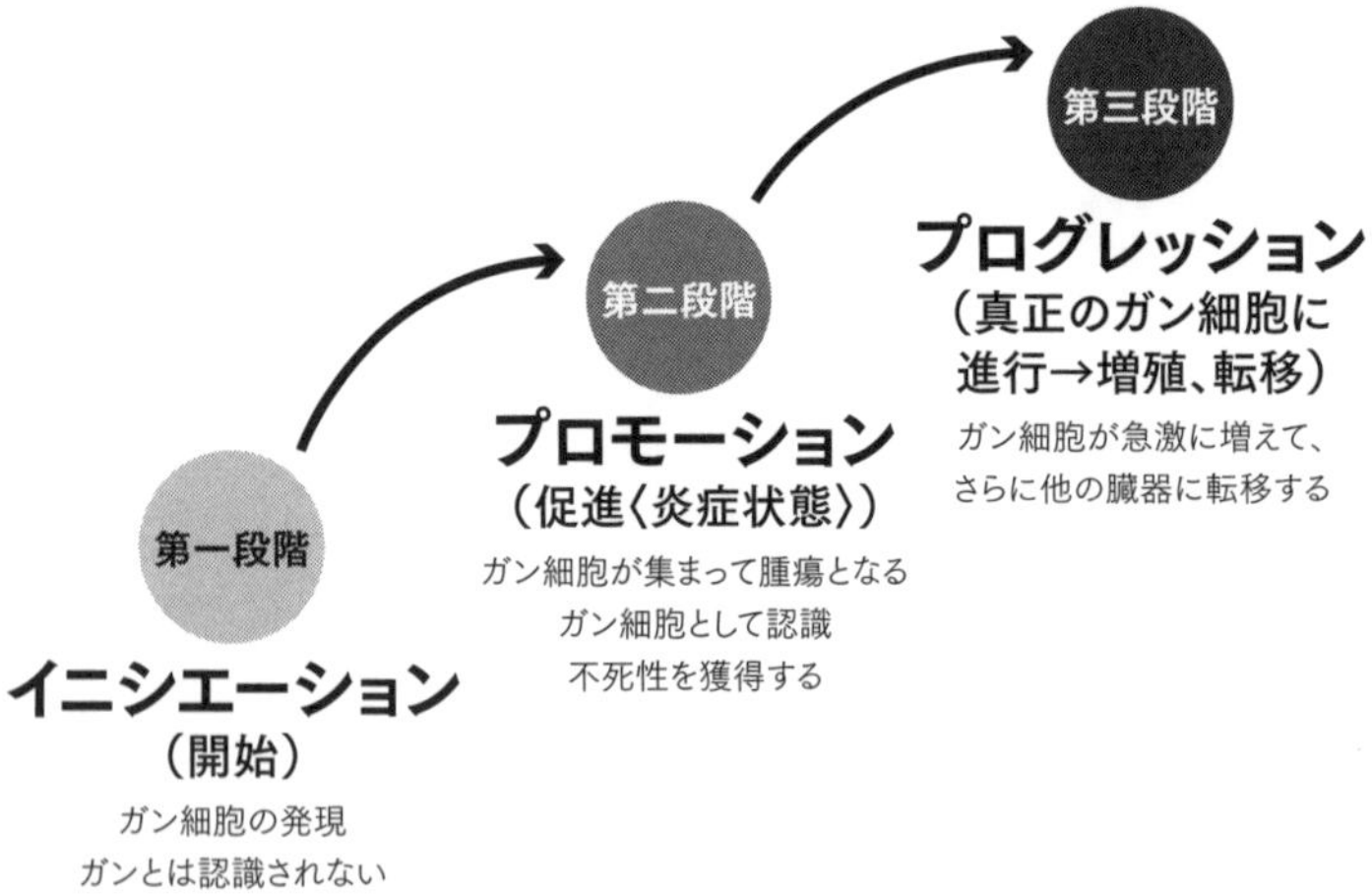

ここで問題となるのは、このガン細胞のもともとの親は宿主本人の細胞であることです。

それが一気に転移や悪性の性分を獲得するわけではなく、長いプロセスを経て**正真正銘のガン細胞**になっていくのです。これを多段階発ガンといいます。

ガンは多くの細菌やウイルスによる感染症のように急激には襲ってきませんが、表面上は身内のような顔をしているので、生体防御機構つまり免疫反応によって、異物・外敵として排除されることがないのです。抗ガン剤も同じ理由で、ガン細胞にのみ選択的に作用する薬はほとんどないのが現状です。

しかも、ガンとして認識されるようになると、この細胞は「不死性」を獲得します。一般的に正常の細胞には寿命があります。

ところがガン細胞はある程度の段階に達すると、増殖に抑制が効かなくなり、何度もくり返し分裂増殖することで、突然変異的に生体内の免疫を逃れるようになり、**不死の細胞となる**のです。

この抑制が効かなくなる前の段階で、増殖を抑えることができたら、ガンは予防できるのではないか、私達はそう考えたのです。

栄養学も大切だが、吸収学とは？

最近では野菜が健康に良いという情報は、多くの雑誌やメディアから発信されていますが、改めて健康食としての野菜に光を当ててみたいと思います。

これまでの栄養学では食材が持つ栄養素を、**試験管の中でしか調べていませんでした。**

しかし、実際にヒトの身体の中に入って吸収されて初めて、その栄養素が活躍できるのであって、吸収されないで腸を通過し、便として排出されてしまっては、まさに宝の持ちぐされ、何の役にも立っていないことになります。

大切なのはどの野菜にどんな栄養素がどれくらい入っていて、有効な成分をヒトの体内でどうすれば効率良く吸収できるかを研究することです。

栄養学も大事ですが、さらに大切なのは「吸収学」なのです。

1日に必要なカロリーも、ビタミンやタンパク質の量なども、実際には食べたものが100%吸収されるわけではありません。

その人その人の体調や体質によっても異なります。また、空腹時（絶食後）と、そこそこお腹いっぱいのときでは、吸収率は大きく異なります。同じ食材でも、調理法によって差が出ます。

いかにしたら、口から入れた食べ物の吸収率を高めることができるのか、それぞれの**食材が持つ栄養成分**を効率良く身体に取り込めるのか？　今こそ吸収学の視点と工夫が必要だと思います。

予防に有効なファイトケミカルを毎日の食卓に

どんな野菜がウイルスやガン予防に効果的なのでしょうか。私達の研究では、一般に緑色の濃い野菜が活性酸素の中和能力・ファイトケミカルの力が強いことが分かっています。

すなわち、同じハクサイやキャベツでも**内側の白い部分よりも外側の緑が濃いところ**の方が有用です。またハウス物よりも紫外線を多く受けた露地物の方が、抗酸化力がはるかに強いことも分かっています。

ダイコンやニンジンは根よりも葉の方が50〜100倍も強く、豆類では黒豆、小豆、緑豆、大豆が特に高い値を示しました。中でも有色の黒豆と小豆が最も強く、次いで緑豆、大豆の順となっています。

ごま、菜種、ナッツなどのいわゆる種子類も有能な食品です。植物の種は、もともと子孫を残すための素ですから、DNAや子孫を育てるための栄養素がびっ

ガンやウイルスの予防に効果のある野菜・食物の一覧

○細胞の修復などを促進

緑色野菜　ホウレンソウ　コマツナ　ニラ　ダイコンの葉
ニンジンの葉

○発ガン性酸化ラジカル物質の中和

タマネギ　ニンニク

○DNAに作用して発ガン成分を分解する酵素を誘導

アブラナ科の野菜　ブロッコリー　ナノハナ　ハクサイ
キャベツ　ワサビ

○発ガン促進ホルモンに対する阻害物質を持つ

トマト　ピーマン　ニンジン　イチゴ　パイナップル

○ガン血管の増殖を抑制する

大豆

○腸内の善玉細菌の増殖促進によって免疫力を高める

野菜全般　豆類　芋類

○肝ガンの発生を抑える

野菜全般　シイタケ

※野菜はいずれも加熱して食べること。

しりと詰まっており、命そのもののようなものです。酸素や光で損傷しないように、強力な抗酸化作用を持つ防御成分も含まれているのは当然といえば当然でしょう。

根菜ではレンコン、サトイモ、サツマイモ、ジャガイモなどが良く、切り口が褐色に変わるものがお勧めです。

褐色になる理由は**ポリフェノールが含まれている**からで、空気に触れると褐変《かっぺん》するのです。根菜類はファイトケミカル以外に、食物繊維の含有量も多く、毎日の食卓に是非取り入れたい野菜です。

野菜スープに豊富に含まれる水溶性食物繊維、不溶性食物繊維は、腸内の善玉菌を増やして免疫力を高めてくれることが分かっています。

さらに私達は、水溶性食物繊維が白血球を直接活性化することも確認しています。ファイトケミカルの力にプラスして、野菜スープは、ガンや感染症予防の強力な助っ人になるのです。

栄養成分を吸収するには生より野菜スープ！

ガン予防やウイルス防御に良い野菜が分かったら、次はどう効率良く身体に吸収するかです。

野菜は、当たり前ですが植物細胞でできています。この植物細胞は、細胞をくるむ膜とそれをまるごとくるむ細胞壁の二重構造になっています。一番外側の壁はカプセル様で、硬い構造物。私達が少々噛《か》んだくらいでは容易には壊れません。

この野菜の細胞壁は生の状態ではすりつぶしてもなかなか壊れませんが、**加熱するとすぐに破裂**して、中の有効な成分・ファイトケミカルや食物繊維が外に出てきます。生ですりつぶすよりも、抗酸化力は10倍から100倍にもなります。

野菜ジュースやスムージーが人気ですが、ジューサーやミキサーで処理しても、実は細胞壁はほとんど壊れないのです。

植物細胞の加熱による破壊と有効成分の溶出

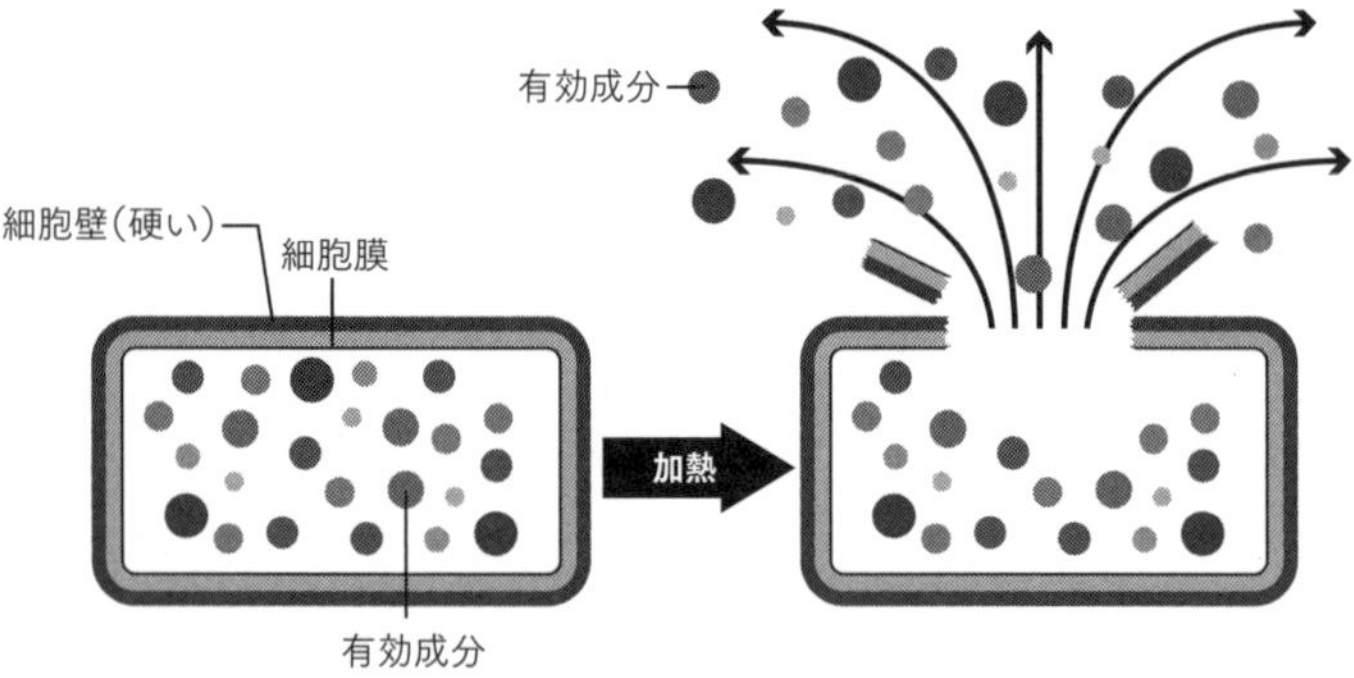

細胞の外に放出された成分（ファイトケミカル）は身体に吸収されやすい。
野菜の細胞の中にあるものは、吸収されない

つまり、野菜は**加熱して食べる、温野菜に限る**のです。野菜の栄養成分を吸収するには煮る、炒める、蒸すなどの加熱によって、まずは細胞壁を壊してから食べることが大切です。

特に5分以上煮込むと、その煮汁にはウイルスやガン予防に大切な成分がたくさん抽出され、余すことなくいただけます。私が野菜スープを推奨する大きな理由です。

私の体験からも、スープを作ることは、比較的簡単ですし、煮汁も活用でき、冷凍すれば作りおきもできるので、特にお勧めです。

野菜の抗酸化力の強さ

ゆで汁(スープ)のほうが抗酸化力は強い

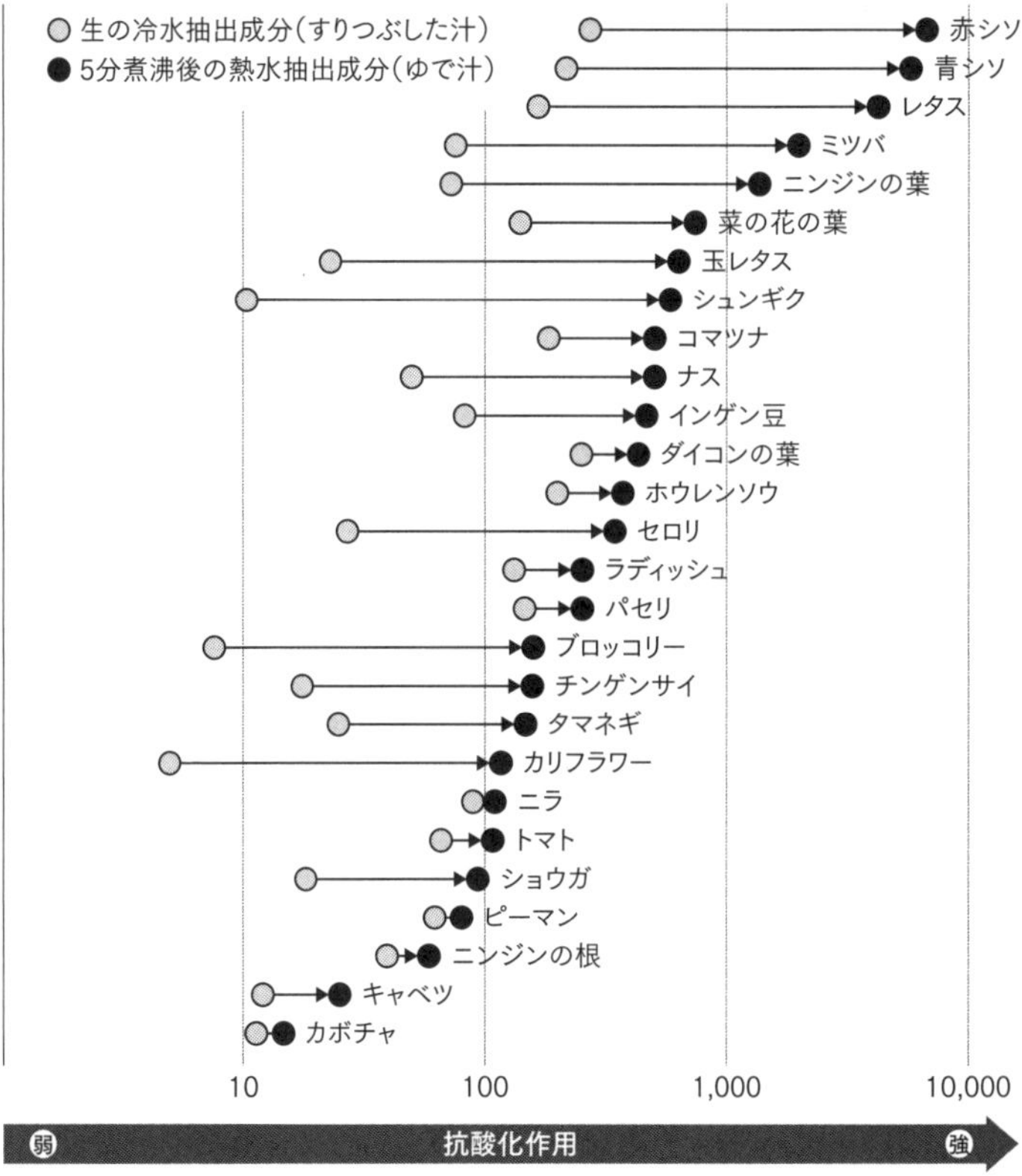

※野菜の生の冷水抽出成分と、5分煮沸した後の熱水抽出成分で、脂質ラジカルに対する抗酸化力を調べた。

※数値が高いほど抗酸化力が強い。ほとんどの野菜は煮沸後にスープの抗酸化力の値が上昇する。

鍋を雑炊でしめるのは、健康的かつ科学的

野菜スープの中には、野菜の持つ豊富で重要な抗酸化成分・ファイトケミカルのポリフェノールやフラボノイドがたっぷり入っています。加えて、ビタミンCや葉酸、ビタミンK、さらに多くのカロテノイドなども溶け出しています。

野菜のゆで汁や野菜をたくさん入れた鍋物の残りのスープこそ、栄養素の宝庫なのです。昔から味噌汁は具だけでなく汁も残さず飲み干せといわれ、**鍋をしたら、最後の雑炊まで食べる**のも理にかなっていたのです。

では、火を使わないヒト以外の動物はどうやって植物の栄養を取り入れてきたのでしょうか？　実はヒトとヒト以外の動物とでは、食物である植物の消化力に大きな差があるのです。

植物の細胞壁は、いくつかの繊維質成分からできています。ところが主要成分であるセルロースを消化分解する酵素（セルラーゼという）を、ヒトの消化液は持っていないのです。

一方草食性の動物は、消化管の中に**セルロースを分解する微生物**を棲《す》まわせていて、身体の中の消化管で発酵させて分解し、栄養素を吸収できているのです。

人間だけが火を使い、調理して食べるようになったのも、大きな意味があったのかもしれません。

野菜入りカレーは理想的な発ガン予防食

カレー粉に含まれているターメリックは、ガン予防にとても有効な香辛料です。ターメリックは秋ウコンの根を乾燥させ、粉末化したもので、沖縄ではウコン茶としても親しまれています。このウコンからとれるターメリックに関して、名古屋大学の大澤俊彦教授を中心に多面的な研究がされています。

ターメリックの主成分は**ポリフェノールの一種であるクルクミン**で、カレー特有の黄色色素ですが、クルクミンを経口摂取すると、強い抗酸化力を発揮し、各種の発ガンを抑制する他、抗炎症作用もあります。

また、白内障の予防などにも効果があり、大変有効な成分だということが分かっています。最近では、ターメリックの抗ガン作用の論文も数多く出ています。

日本では家庭料理の定番になっているカレーライスですが、野菜を煮込んで作り、しかもターメリックが入っていますから、理想的な抗ガン作用を持つ食事の一つといって良いでしょう。

カレーを作る際、野菜はニンジン、ジャガイモ、タマネギだけでなく、ホウレンソウ、ツルムラサキ、からし菜、菜の花などの緑色野菜も入れると良いでしょう。抗酸化作用の強い**ダイコンやニンジンの葉**も、カレーに入れて利用すると食べやすいものになります。

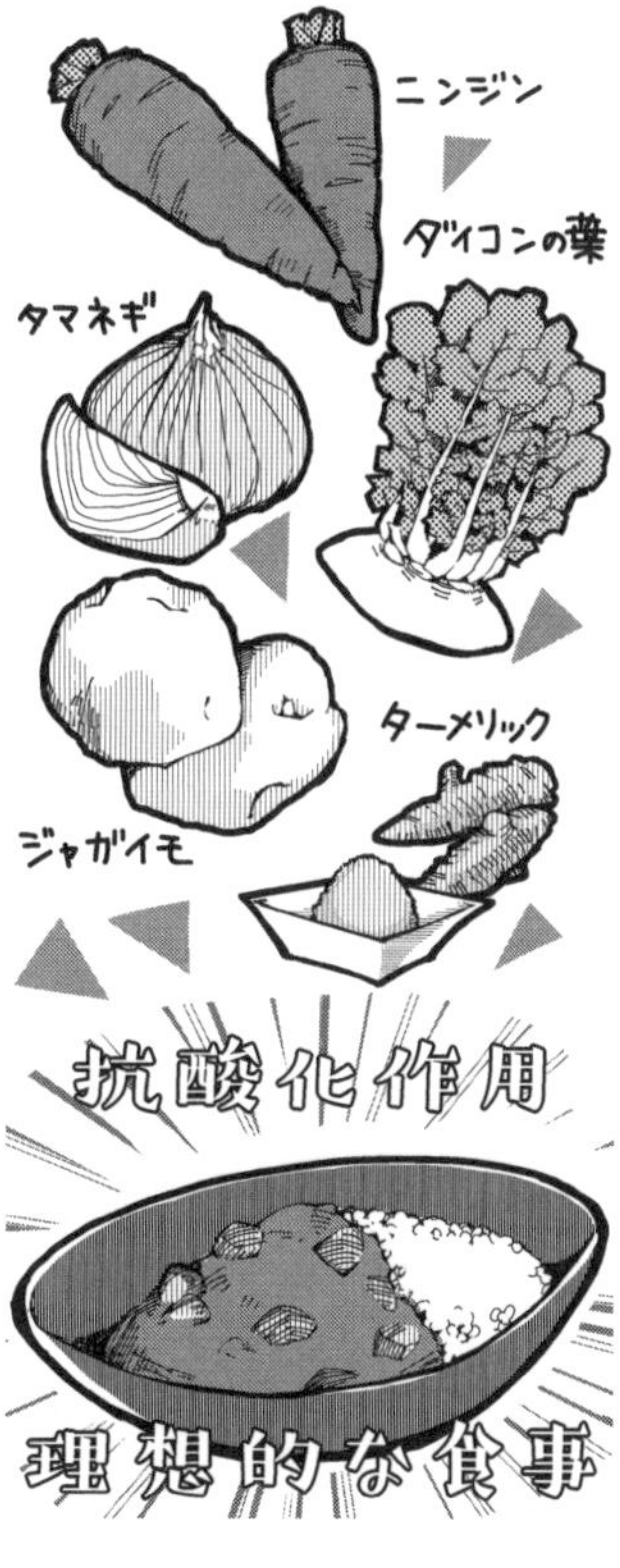

ビタミンCは熱に弱いという迷信

野菜からビタミンCを摂《と》る方法は、サラダ＝生食が一番良いとされてきました。しかし、私達の実験の結果では、**有効成分の90％以上が生では野菜の細胞の外に出てこない**のです。これでは栄養素の大半は消化管を通りそのまま排泄《はいせつ》されてしまいます。ビタミンCも例外ではありません。

それではなぜ、ビタミンCは生で摂らなくてはいけないという考えが広まったのでしょうか？

従来の説の根拠は、実は試験管の中での話だったのです。

実験室でビタミンCの純品を使い、水溶液を作り、それを加熱すると10～20分の沸騰で90％以上が酸化され、分解し、栄養価がなくなるという結果が出たのです。

しかし、私達が野菜に含まれるビタミンCを摂ろうとした場合、**ビタミンCは野菜の細胞の中に入っています**ので、まずは細胞壁の外へ取り出さなければなりません。それには、加熱するのが一番なのです。

しかも、ビタミンCは他のポリフェノールなどの抗酸化物質と共存していますので、抗酸化作用のお蔭で、加熱してもほとんど分解されずにすみます。

ジャガイモなどは30分煮ても、含有するビタミンCが60%も残っていました。

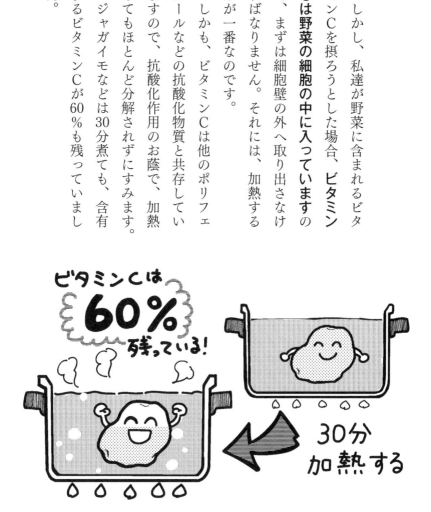

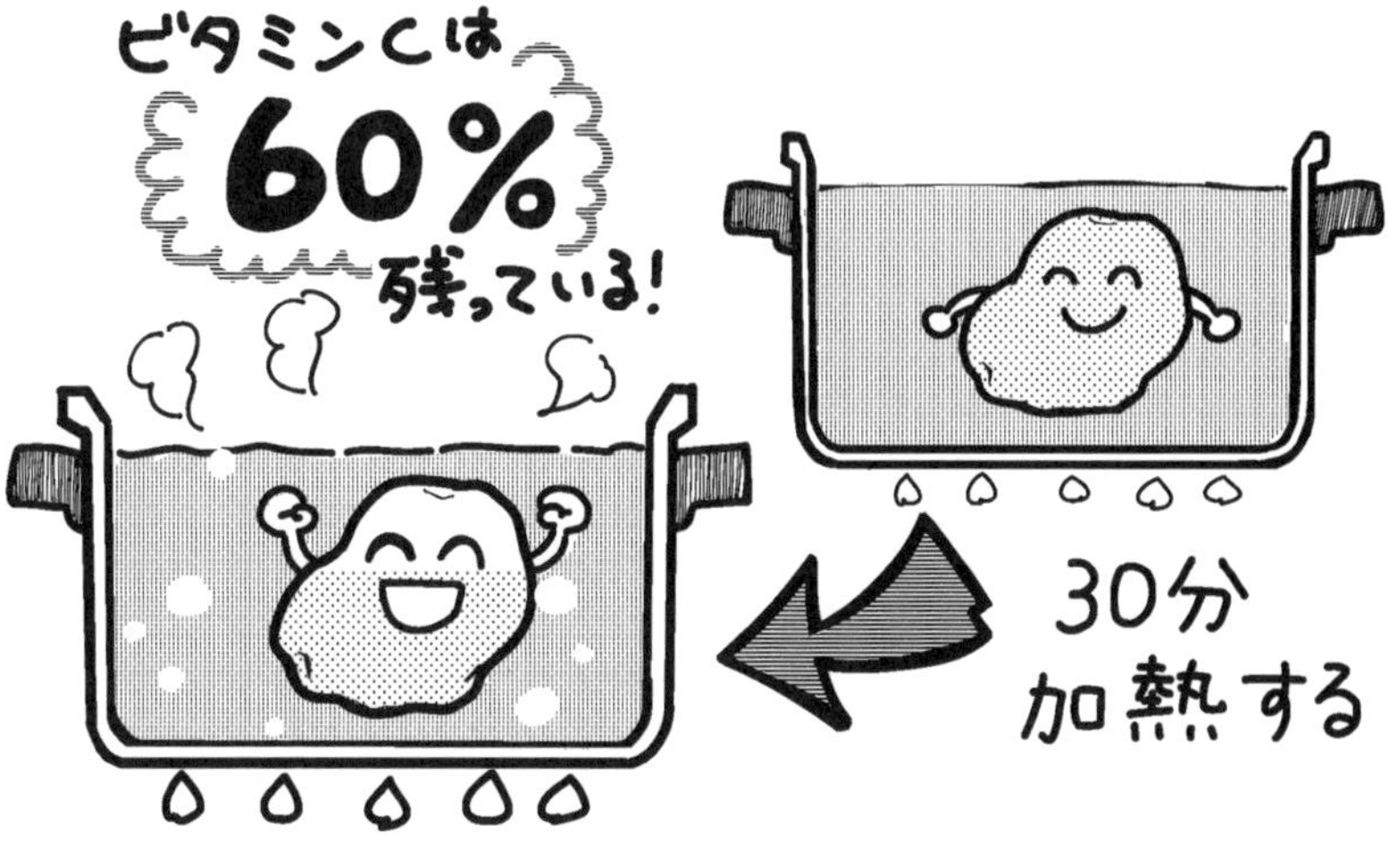
ビタミンCは
60%
残っている!
30分
加熱する

ここでも実験室の結果やデータだけでものを考えるのではなく、実際の場面、**生活の現場を想定**して実験・検証することの大切さが再認識されました。

また、こうした実験結果が誤って伝わることの怖さも、私達研究者は知っておかなくてはならないとつくづく思います。

前田家の野菜スープはこうして作る

我が家では、毎日野菜スープを食べています。大きめのマグカップに6～7分目まで入れ、朝食と一緒に摂《と》っています。毎日食べるので、その都度《つど》作っていたのでは大変です。

そこで、週1～3回まとめて作り、冷《さ》ましてから小分けにして冷蔵庫で保存しています。長く保存するときは冷凍にします。

多種類の野菜を使うことがコツで、よく使う野菜は、タマネギ、ニンジン、キャベツ、カボチャ、セロリやブロッコリー（茎も）などです。ルテインの多い**ホウレンソウやコマツナなどの葉物**も、必ず1種類は入れるようにしています。

普段の調理で余った野菜で良いのです。または少しずつスープ用に取っておい

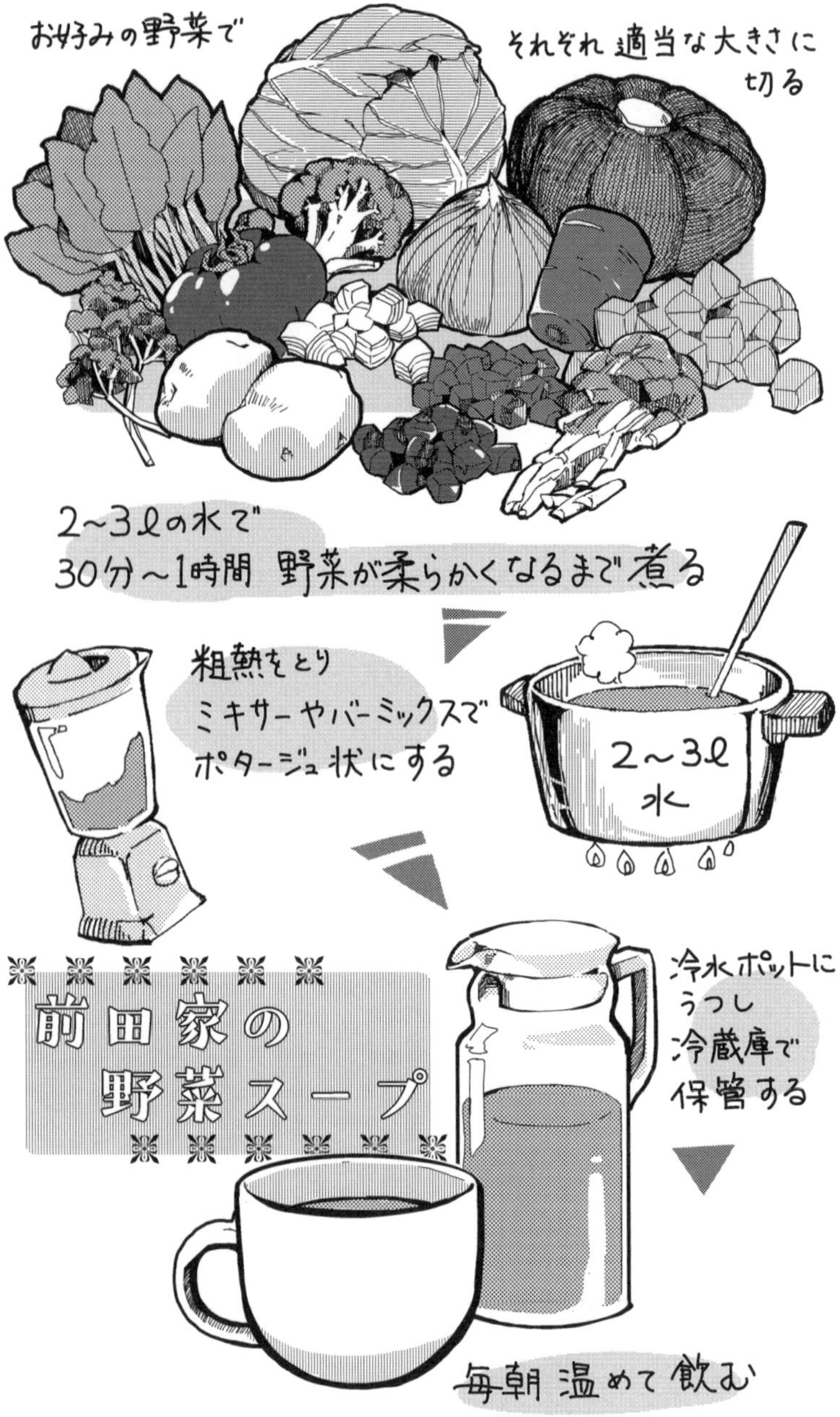
前田家の
野菜スープ
お好みの野菜で
それぞれ適当な大きさに
切る
2～3ℓの水で
30分～1時間 野菜が柔らかくなるまで煮る
2～3ℓ
水
粗熱をとり
ミキサーやバーミックスで
ポタージュ状にする
冷水ポットに
うつし
冷蔵庫で
保管する
毎朝 温めて飲む

て使うのも良いでしょう。ニンジンやダイコンの葉はクセがありますが、抗酸化作用がとても強いので加えてみてください。

野菜はできるだけハウス物ではなく、露地物を選びます。ホウレンソウの露地物の多くは緑が濃く、軸が太くて短く、根元が赤くなっています。

塩分は控えめにしたいので、基本的に味付けはしません。野菜だけでも十分美《お》味《い》しく飲めます。ときには**味噌や岩塩、あるいはだししょうゆ**を少し足すだけで万人向けに味が良くなります。

味を付けると、これはこれで変化を楽しめます。お好みでスパイスなどを入れても良いでしょう。

オリーブオイルなどの油やコンソメ、ブイヨンを入れたり、昆布やいりこでだしをとったりして、それをベースに作るなどの工夫をしても楽しめます。

野菜が煮えたらそのまま食べるのも良いですが、ミキサーなどを使ってポタージュにしても良いでしょう。ポタージュ状にすれば、**小分けにして冷凍保存**もできます。常備薬ならぬ、常備スープですね。

肝心なのは、毎日飲むという習慣にすることです。1週間も続けると、朝食にスープがないと物足りなくなります。

作るのが面倒だと長続きしませんので、作りおきすることをお勧めします。

ガン患者さんも常備野菜スープで延命

私の米国人の友人は、お母さんが腎ガンになり、熊本で抗ガン剤スマンクスの治療を受けさせたいと来日しました。治療の結果は良好で帰国したのですが、その後お母さんの食事で気をつけることがあるかとアドバイスを求められたので、野菜スープを勧めました。

当時私はキノコや野菜の健康効果を研究していたこともあり、**キノコ、豆、野菜を多く含む野菜スープ**を提案しました。以来、友人のお母さんはずっとお元気で、95歳で天寿を全うされています。

この友人はもともとニューヨークの病院に勤務していたのですが、イエール大学に移り、自分の体験もあり、野菜スープの研究に没頭しました。彼の研究では、野菜スープをｓｔａｇｅⅢ、Ⅳの非小細胞肺ガンの患者さんに飲んでもらって臨床介入試験を行ったとのこと。

症例数は限られていましたが、明らかに通常の化学療法の群に比べて、有意に延命し、しかもＱＯＬ（クオリティーオブライフ＝人生の質）がはるかに良いことが分かったのです。友人の研究は二つの論文になり、発表されています。

野菜スープはガンの予防だけでなく、ガン患者さんの退院後の日常食としてもお勧めします。ガン患者さんが治療を一旦終えて退院されると、不安を抱えているご家族としては、何か自分にできることはないかと考えるものです。

そうした人達の中で、奥様のために、毎朝色々な野菜を使ったジュースを作っているという男性の話を聞いたことがあります。

それならば、是非野菜スープにしましょう。自身のガン予防にもなりますし、週に2回程まとめて作れば良いので、やってみると**毎朝のジュース作りよりも簡単**です。

くり返しになりますが、野菜は生よりも加熱した方が、吸収率も栄養価も断然高いのです。

第3章

健康調理法
野菜は生より煮て食べる

野菜は昔から煮て食べていた

そもそも、食文化として、野菜を生で、例えばサラダとして食べるようになったのは最近のことのようです。

ヨーロッパではほとんどの野菜は煮て食べていて、煮汁と一緒に食べるスープ、シチュー、チャウダー、ポタージュ、ボルシチなどが一般的な食事でした。それでも、**ビタミンCが不足して起こる壊血病**はありませんでした。

トマトも世界中で食べられている野菜ですが、生でこれほど多く食べるのは日本人だけといっても良いでしょう。トマトソースに代表されるように、加熱調理するのが欧米流です。

以前、深山で厳しい行をこなす山伏や、比叡山の千日回峰行をなしとげた大阿闍梨にたずねてみたことがあります。彼らは、野菜・山菜の葉も根も煮て食べるとのこと。生食ではありません。

中国でも生野菜は食べず、ほとんど全ての料理は加熱調理されています。

昔は医学が今ほど発達しておらず、しかも衛生環境が良くはなかったので、生のものをあまり食べなかったという事情もあったのかもしれません。

ともあれ、長い年月ヒトは加熱した野菜を食べてきて、ここまで命を繋げてきたのは事実です。

加熱により、寄生虫や病原菌の心配も少なくなります。

無農薬野菜は良い食材だとは思いますが、無農薬・減農薬であればあるほど、**寄生虫の卵や細菌類が付着**している可能性もあります。スープにすれば安心です。

野菜スープは世界中の郷土料理にある

もう少しヨーロッパの食事を見てみましょう。煮込み料理は、すでにローマ時代にできあがっていたといわれています。

世界三大スープとされるウクライナの伝統料理ボルシチは、鮮やかな深紅色のスープで、**ポリフェノールたっぷりのビーツ**をはじめ、ニンジン、タマネギ、キャベツなどの野菜と牛肉をじっくり煮込んだものです。ロシアや周辺諸国でも、郷土料理として食べられています。

イタリアのトリッパは牛の胃袋をトマトで煮込んだシチューで、トリッパとはイタリア語で牛の第二の胃袋という意味。トマトを使った煮込み料理はイタリアにはたくさんあり、なくてはならない食材となっています。

イタリア料理といえばトマトが不可欠というイメージがあるので、トマトはイタリアが原産だと思っている人が多いのですが、実は南米。トマトがイタリアに渡ってきた当初は、同じナス科の植物で非常に強力な催淫《さいいん》効果がある植物とよく似ていたため、忌《い》み嫌われ、誰も食べなかったとのこと。

最初は花と一緒に食卓に飾られ、美しい赤い実を観賞して楽しんでいたそうです。その後、食用としても普及し、どの家庭でもトマトソースを大鍋で作るなど、おふくろの味として浸透しています。

ビーフシチューは世界中で食べられていますが、発祥の地はイギリス。牛肉を色々な野菜と一緒に煮て、**赤ワインやトマト**を加えて作ります。野菜はニンジン、ジャガイモ、タマネギ、セロリなど。大きめに切って長時間煮込んで作ります。

ブイヤベースも世界三大スープの一つ。魚介類と野菜を煮込んだ南フランスの料理で、野菜はトマト、タマネギ、ジャガイモ、セロリなど。他にも様々なハーブを加えていて、健康効果を期待した薬膳鍋としても位置づけられています。

クリームシチューは日本が発祥の地。主に鶏肉を使い、ニンジン、ジャガイモ、タマネギを加えて煮込み、ホワイトソースでとろみをつけたもの。明治時代に西洋料理のアレンジとして紹介され、戦後に**学校給食のシチュー**として普及し、牛乳を使った料理として栄養価も期待でき、カレーに次ぐ人気メニューとなりました。

似たシチューはフランスで生クリームを使ったものがあるものの、日本のように野菜がたくさん入ったレシピではなく、世界では日本料理として紹介されているようです。

クリームシチューと同じ材料で、牛乳は入れずにカレー粉を使った、家庭で食べるカレーライスも日本発案の料理として知られています。

いずれも、野菜がたっぷり煮込まれている理想的な野菜スープですので、ガン予防やウイルス対策には是非食卓にあげたい一品です。

美味しい野菜スープ・温野菜で免疫力を高める

日本人の食卓では、いつの間にかサラダが定番になっています。ダイエット目的で食事の前に生野菜を食べましょうなどといわれていますが、実は野菜は加熱して食べた方が、その成分を有効に吸収できることはご説明してきました。

しかし、加熱調理をするとなると面倒だと思われる方も多いことでしょう。そこでこの章では、特に免疫力アップ、ガン予防に優れた野菜をたくさん使った加熱料理を、フードライターの方達にご協力いただき、できるだけ簡単な方法で、しかも美味しく食べられる工夫をしてもらいました。

野菜スープは、毎日食していただきたいものなので、楽しんで飲めるように、野菜の色によって3種類のスープを作りました。

レシピの分量は、**家庭用の鍋で作れる量**としました。1回の調理で、6杯分ほどになります。週に1~2回作って、冷蔵庫で保存して毎日食べることができます。

ポタージュ状にすれば、冷凍保存もできますので、週に1度多めに作り、半分はポタージュにして冷凍するという方法もあります。手間が減るだけでなく、ポタージュにすると食感が変わり、飽きずに続けられます。常備スープの勧めです。

また、ホウレンソウ、コマツナはファイトケミカルの力・抗酸化作用が強い野菜ですが、クセが強いものが多いので苦手な人もいます。

ここでは組み合わせる食材で味をソフトにし、たくさん食べられるように工夫をしました。

ブロッコリーは**アブラナ科の緑黄色野菜**で、ビタミンB、ビタミンC、葉酸、ビタミンK、ファイトケミカルのカロテンが豊富で、抗酸化作用を持っています。ベータカロテンやリコペン、ルテインなどは脂溶性ビタミンなので油を使った料理がお勧めです。

また、茹《ゆ》でて使う場合は茹で汁に有効成分が抽出されますので、捨てずに、スープや味噌汁、ラーメンを作るときなどに利用すると良いでしょう。


ニンジンは生で食べると、ほとんどの栄養素が得られません。必ず茹でるか油で炒めて食べましょう。特にニンジンに多く含まれるカロテンは脂溶性ビタミンなので、油を使った料理の方が吸収率がアップします。

また、**葉付き、泥付きで無農薬のもの**を購入し、たわしでよく洗い、皮付きのまま調理することをお勧めします。

ニンジンの葉は特に抗酸化力が強く優秀な食材ですので、捨てずに緑色のスープに入れたり、炒め物にしたりして食べましょう。


大葉は薬味などで香りを楽しみますが、実は抗酸化作用の強い野菜です。庭の隅や鉢植えでも育てられますので、たくさん収穫して常備菜を作ってみましょう。

トマトは切るだけですぐに食べられるので、手軽な食材として食卓で重宝されています。しかも見た目がきれいなので、彩り野菜としてもよく使われていますが、この赤い色は、抗酸化作用の強いリコペンが含まれている証拠です。リコペンは生で食べるよりも、油とともに加熱調理した方が効率良く身体に吸収されます。

加熱調理は果物でも種類によっては有効です。リンゴのコンポートやイチゴジャム、マーマレードなどは煮て作るので、有効成分が身体に吸収されやすい形になります。とはいえ、**ジャムは砂糖が多い**のが難点。コンポートの方が糖分が少ないのでお勧めです。本書では蜂蜜を使いました。

ファイトケミカル豊富な野菜料理を、上手に毎日の食卓に取り入れて、ガンやウイルスから身体を守りましょう。

ミニ知識

野菜は貯蔵条件によって有効成分が失われてしまう

野菜の持つ有効成分は、収穫後の貯蔵条件によっては大幅に減少してしまいます。例えば、ビタミンCは収穫後1週間冷蔵庫に保存するだけで、その量が1／2から1／3になってしまいます。

生のホウレンソウの場合、5℃の野菜室に1週間保存したもので約55％、室温に2日置いたもので約70％も減少してしまいます。

野菜は鮮度が一番大切なのは、味や食感だけでなく、有効成分の観点からもいえることなのです。

また、ブロッコリーの房の部分は花の蕾《つぼみ》ですので、温度が高いと花が咲き始め、黄色くなってしまいます。保存する場合は冷蔵庫の野菜室よりも温度が低いパーシャル／チルド室（0度前後）に入れると長く保存できます。

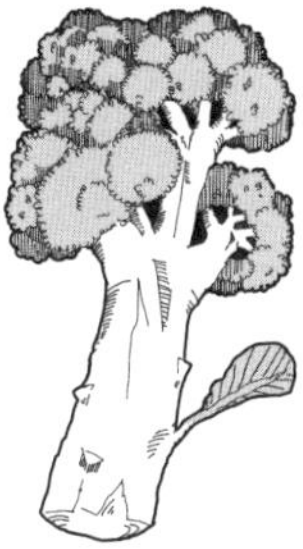

色とりどり野菜スープ

◎緑色のスープ

材料（約6杯分）

コマツナ4束、ジャガイモ1個、タマネギ1／4個、ブロッコリー1／2個、コンソメ適量、ショウガ適量、塩・こしょう少々

作り方

①コマツナはよく洗って根元を切り落とし、5㎝ほどの長さに切る。ジャガイモは皮を剝《む》き5〜7㎜程の千切りに、タマネギは薄切りにする。ブロッコリーは小房に分ける。茎は厚さ5㎜の輪切りにしてから千切りにする。

②鍋に①を全て入れ、1・5ℓの水を加えて火にかける。沸騰したら中火にし10分煮て、好みでコンソメや塩・こしょう、ショウガのしぼり汁を加えていただく。30分煮てからミキサーやバーミックスなどを使ってポタージュ状にする。

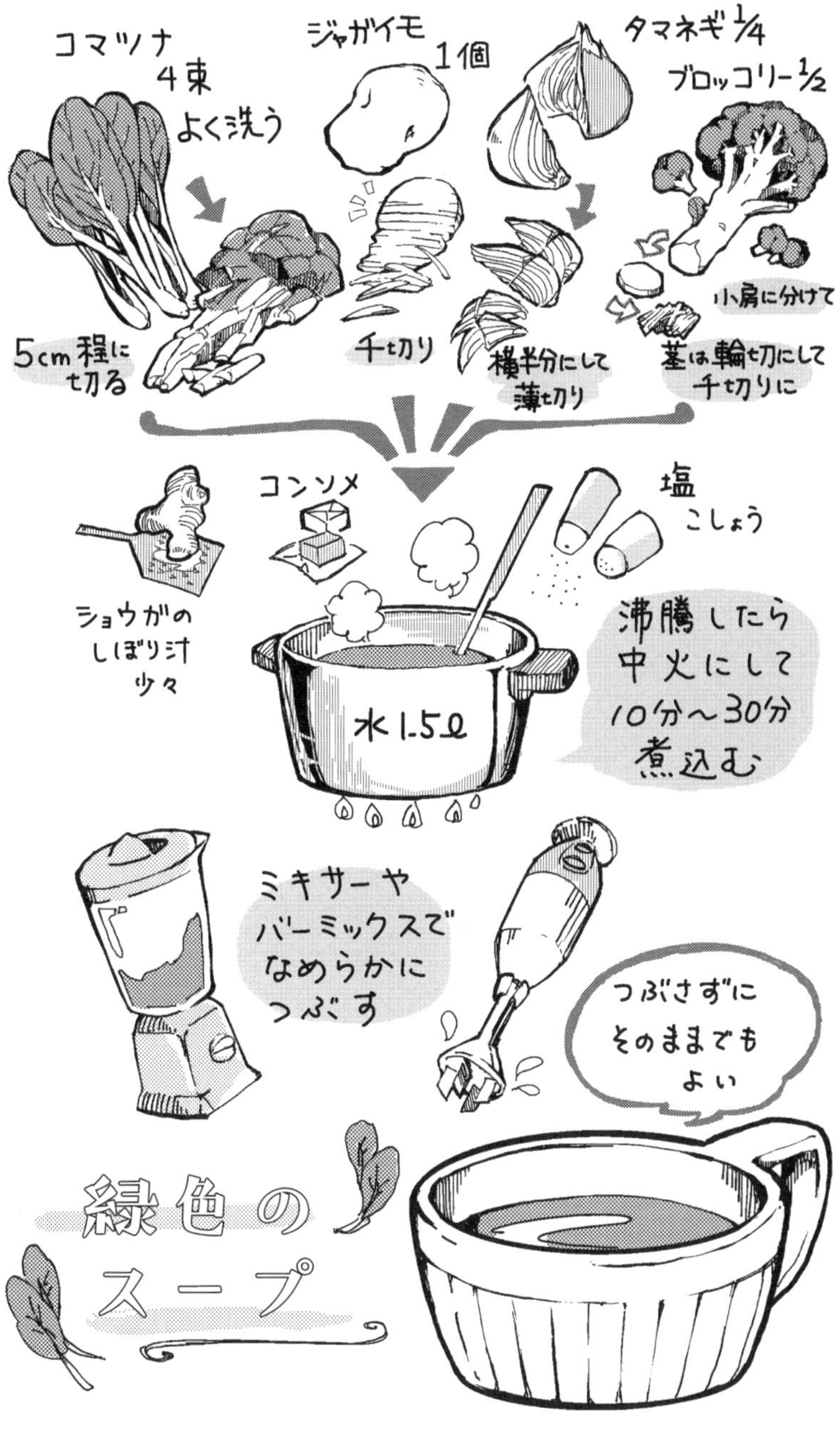

コマツナ
4束
よく洗う
5cm程に
切る
ジャガイモ
1個
千切り
タマネギ1/4
横半分にして
薄切り
ブロッコリー1/2
小房に分けて
茎は輪切りにして
千切りに
コンソメ
塩
こしょう
ショウガの
しぼり汁
少々
水1.5ℓ
沸騰したら
中火にして
10分〜30分
煮込む
ミキサーや
バーミックスで
なめらかに
つぶす
つぶさずに
そのままでも
よい
緑色の
スープ

◎黄色のスープ

材料（約6杯分）

カボチャ1／4個、トマト大1個、タマネギ1／4個、ニンジン1／2本、コンソメ適量、塩・こしょう少々、パセリ少々

作り方

①カボチャは種を取って3㎝程の角切りにし、トマト、タマネギ、ニンジンは1㎝角に切る。

②鍋に①を入れ、水を1ℓ入れ、強火にかける。煮立ったら中～弱火にし、コンソメを入れ30分煮て火を止める。仕上げにパセリを散らす。

③ポタージュにする場合は、粗熱が取れてから、ミキサーかバーミックスでつぶす。もう一度火にかけ、好みで塩・こしょうで味を調え、一煮立ちさせてからいただくのもお勧め。

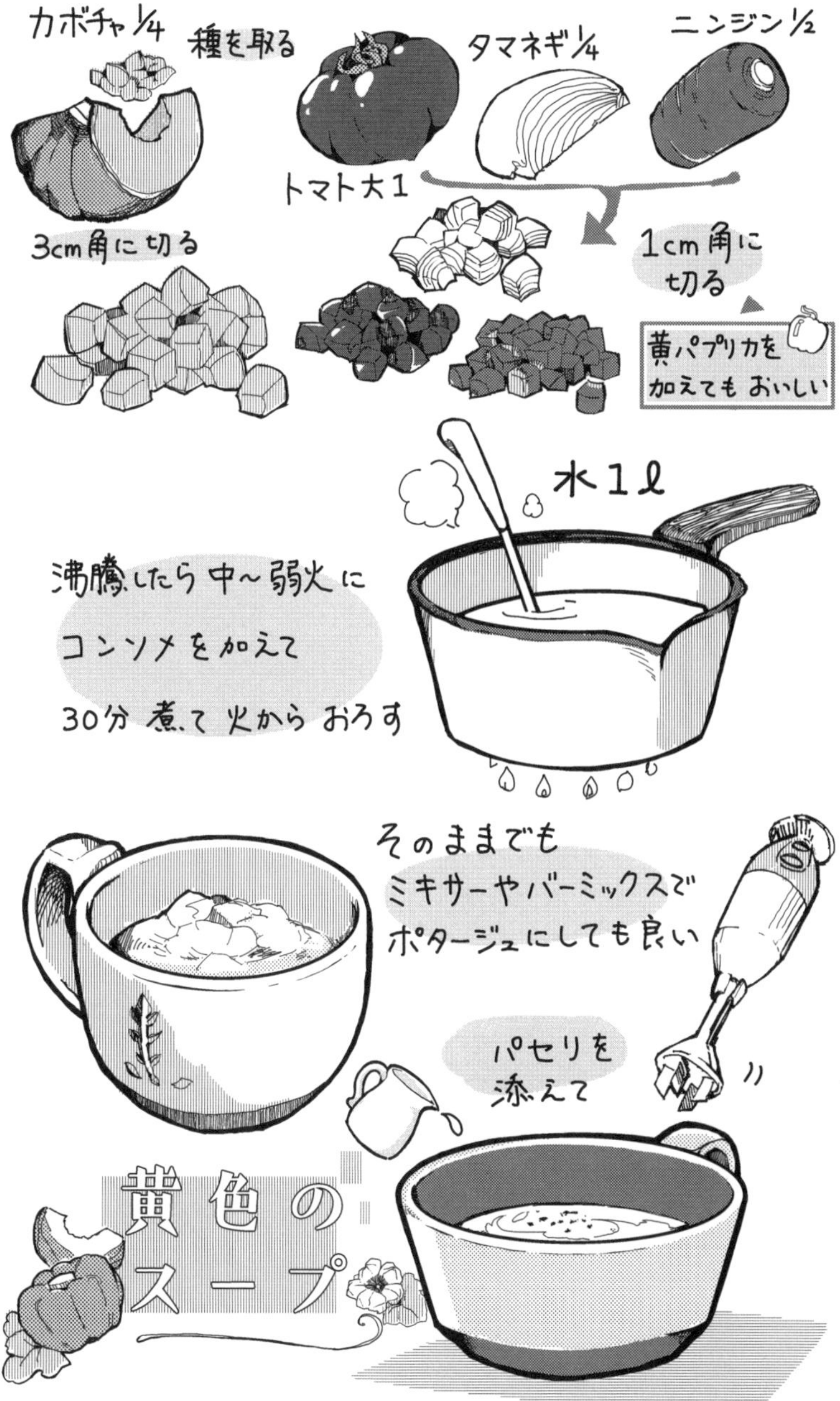
カボチャ1/4
種を取る
トマト大1
タマネギ1/4
ニンジン1/2
3cm角に切る
1cm角に切る
黄パプリカを加えてもおいしい
水1ℓ
沸騰したら中～弱火に
コンソメを加えて
30分煮て火からおろす
そのままでも
ミキサーやバーミックスで
ポタージュにしても良い
パセリを添えて
黄色のスープ

◎赤色のスープ

材料（約6杯分）

ニンジン1／2本、タマネギ1／2個、ニンニク1かけ、トマトの水煮缶1缶または完熟トマト5個、大豆の水煮缶1缶、トマトケチャップ大さじ3、コンソメ、パセリ1束、塩少々、こしょうまたは一味唐辛子少々、オリーブオイル適量

作り方

①ニンジンはよく洗い、皮はむかずに1㎝角に切る。タマネギは皮をむき、1㎝角に切る。ニンニクはスライスする。パセリの茎をみじん切りにする。

②鍋に①を入れ、トマトと大豆、水1ℓを入れ強火にかける。煮立ったら中〜弱火にして30分煮る。トマトケチャップとコンソメ、パセリの葉のみじん切りを入れる。一煮立ちしたら塩、こしょうで味を調える。

③火を止めて粗熱を取ったら、ミキサーかバーミックスでポタージュにする。鍋に戻して火にかけ、皿に盛りオリーブオイルを回しかける。

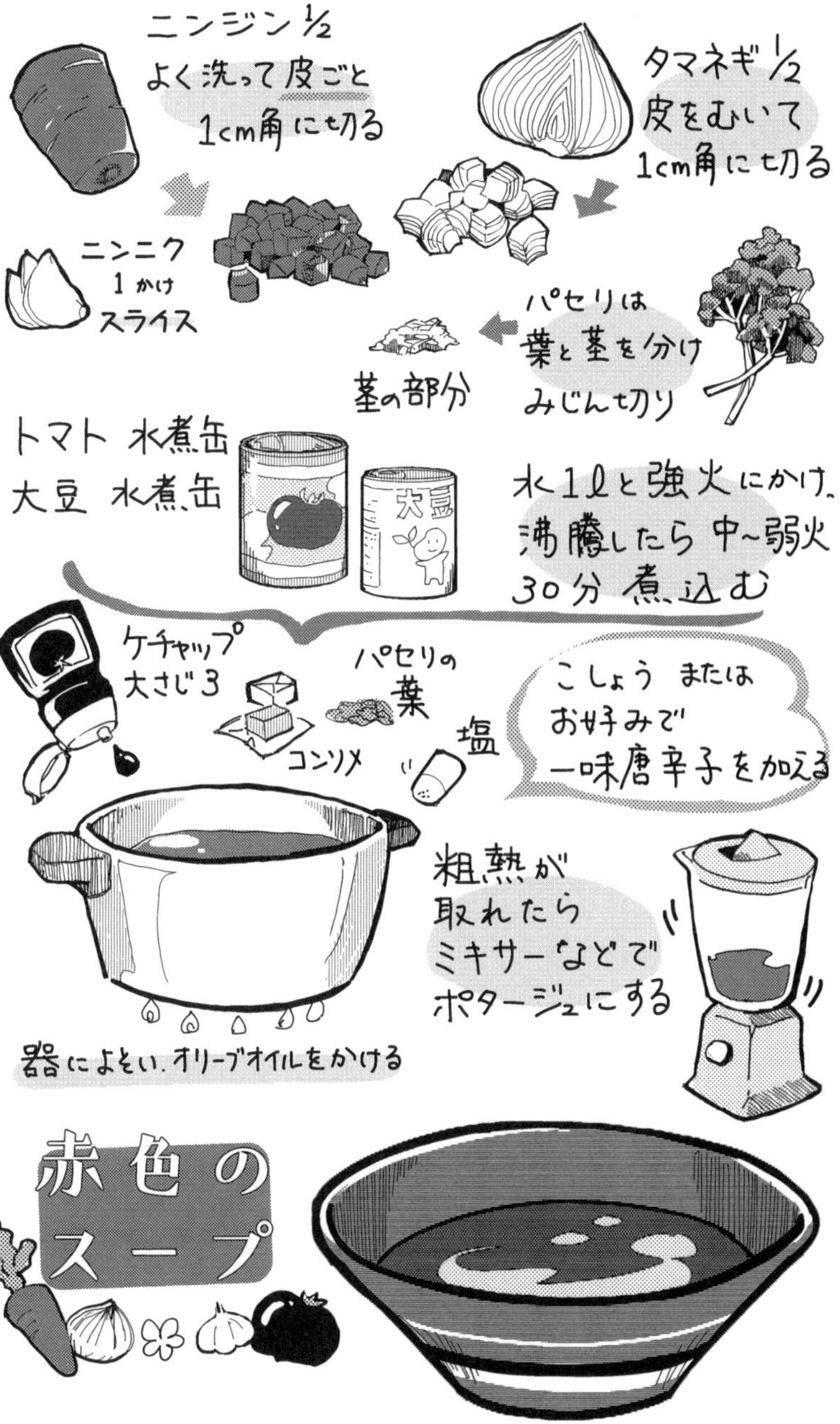
ニンジン1/2
よく洗って皮ごと
1cm角に切る
タマネギ1/2
皮をむいて
1cm角に切る
ニンニク
1かけ
スライス
パセリは
葉と茎を分け
みじん切り
茎の部分
トマト 水煮缶
大豆 水煮缶
大豆
水1ℓと強火にかけ、
沸騰したら中~弱火
30分 煮込む
ケチャップ
大さじ3
パセリの
葉
コンソメ
塩
こしょう または
お好みで
一味唐辛子を加える
粗熱が
取れたら
ミキサーなどで
ポタージュにする
器によそい、オリーブオイルをかける
赤色の
スープ

◎緑色のカレー

材料（4人分）

豚ひき肉200g、ホウレンソウ4株、ニンジン1／2本、タマネギ1個、ニンニク1かけ、オリーブオイル大さじ1、ホールコーン1缶、カレールー（フレーク）適量、酒・塩・こしょう適量、ミックスナッツを砕いたもの適量

作り方

①ホウレンソウは5㎝に切り、多めの水に15分程つけておく。根元の赤い部分はみじん切りに、ニンジン、タマネギは1㎝角に、ニンニクはスライスする。

②鍋にオリーブオイル大さじ1を入れ中火にかけ、タマネギとニンニクを炒める。ニンジンとホウレンソウを入れ、水を1ℓ加えて強火にし、20分煮る。

③鍋を火から下ろし、ミキサーかバーミックスでポタージュにし、鍋に戻す。

④フライパンで豚ひき肉を炒め、酒をふりいれ、塩・こしょうをする。これを③の鍋に入れ、コーンとカレールーを入れて10分程煮込む。

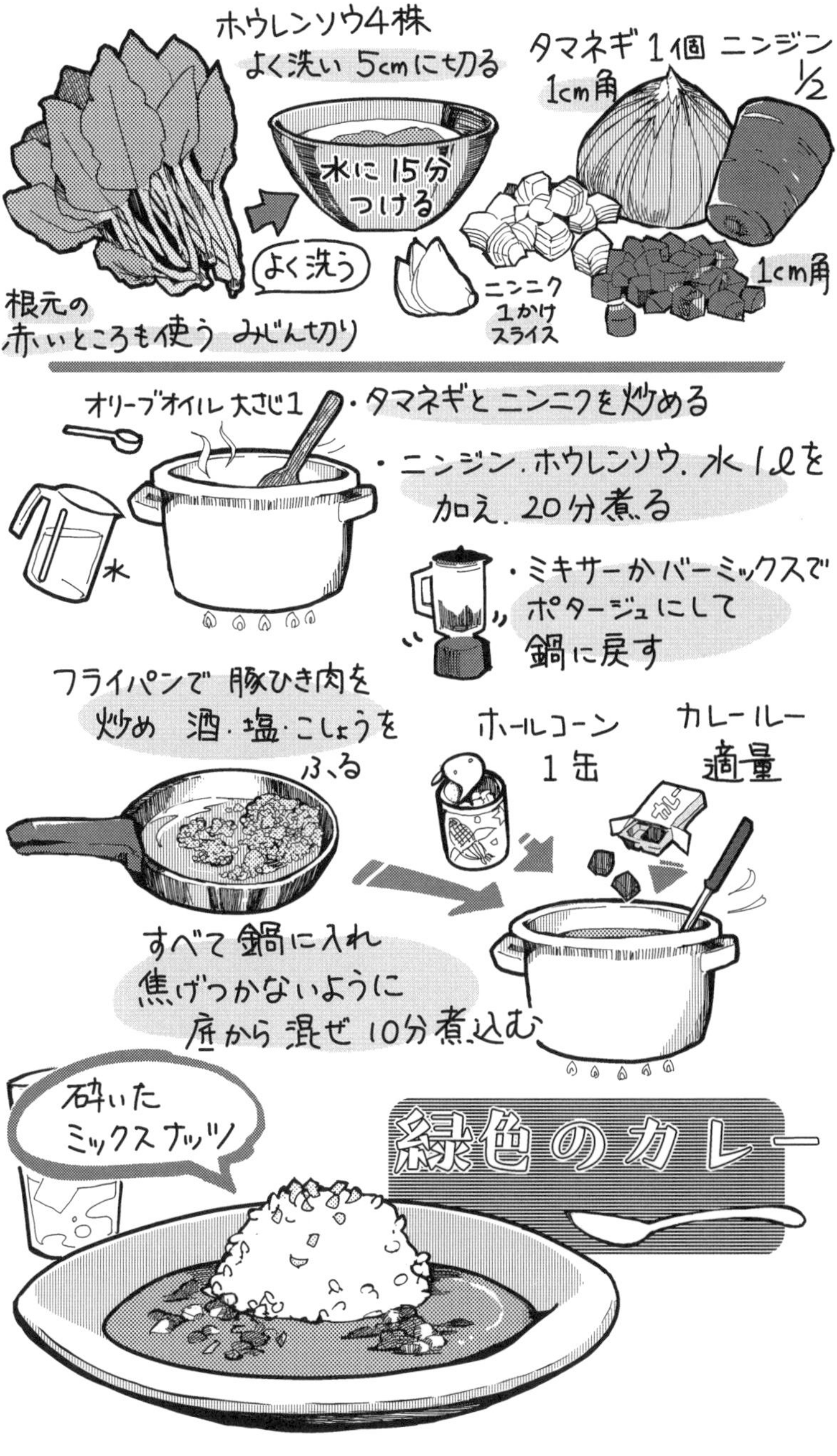
ホウレンソウ4株
よく洗い 5cmに切る
水に15分
つける
よく洗う
根元の
赤いところも使う
みじん切り
タマネギ1個
1cm角
ニンジン
1/2
ニンニク
1かけ
スライス
1cm角
オリーブオイル大さじ1
水
・タマネギとニンニクを炒める
・ニンジン、ホウレンソウ、水1ℓを
加え、20分煮る
・ミキサーかバーミックスで
ポタージュにして
鍋に戻す
フライパンで 豚ひき肉を
炒め 酒・塩・こしょうを
ふる
ホールコーン
1缶
カレールー
適量
すべて鍋に入れ
焦げつかないように
底から混ぜ 10分煮込む
砕いた
ミックスナッツ
緑色のカレー

葉物野菜を美味しく食べる

◎ホウレンソウと湯葉（または豆腐）の煮物

材料（4人分）

ホウレンソウ4株、湯葉（または豆腐）適量、豆乳30cc、めんつゆ大さじ2、煎りごま少々

作り方

①ホウレンソウはよく洗い、根元の赤い部分は切り落としてからよく洗って細かくきざんでおく。茎と葉の部分は5㎝の長さに切り、水に15分以上つけておく。

②ホウレンソウをザルにあげ、鍋に200ccのお湯を沸かし、ホウレンソウを入れ、蓋《ふた》をして5分茹でる。めんつゆを入れ、湯葉（または豆腐）を適当な大きさに切って入れる。豆乳を入れ、軽く混ぜる。

③一煮立ちしたら器に盛り、ごまを振りかける。スープと一緒にいただく。

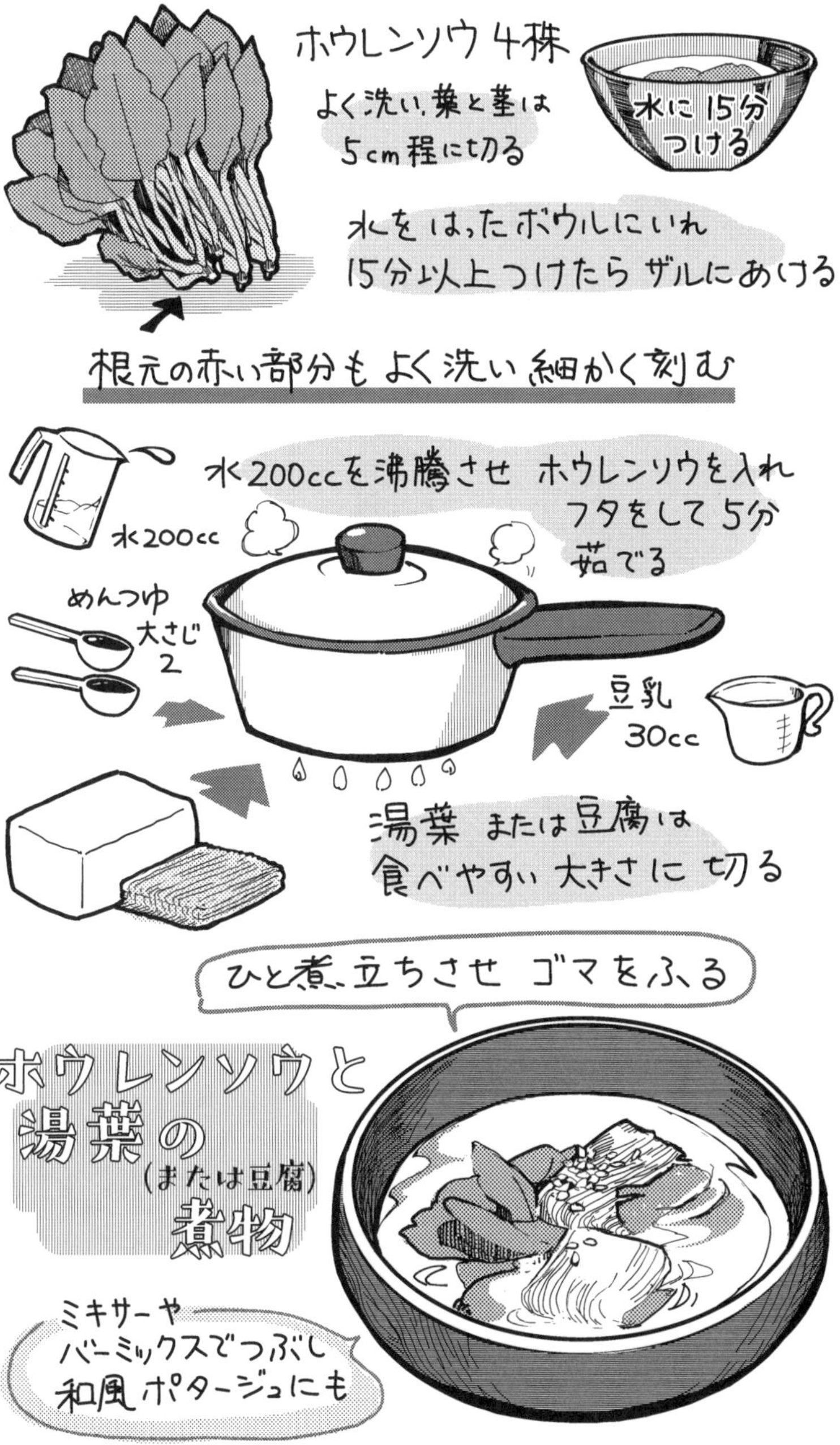
ホウレンソウ4株
よく洗い、葉と茎は
5cm程に切る
水に15分
つける
水をはったボウルにいれ
15分以上つけたら ザルにあげる
根元の赤い部分も よく洗い 細かく刻む
水200ccを沸騰させ ホウレンソウを入れ
フタをして5分
茹でる
水200cc
めんつゆ
大さじ
2
豆乳
30cc
湯葉 または豆腐は
食べやすい大きさに 切る
ひと煮立ちさせ ゴマをふる
ホウレンソウと
湯葉の
(または豆腐)
煮物
ミキサーや
バーミックスでつぶし
和風ポタージュにも

◎コマツナとじゃこのごま油炒め

材料（2人分）

コマツナ1／2束、ちりめんじゃこ大さじ2、ごま油大さじ1、酒・醬油各大さじ1

作り方

①コマツナはよく洗って根元を切り落とす。茎の部分と葉の部分を切り分け、それぞれ5㎝程に切っておく。

②フライパンにごま油を入れて火にかけ、先に茎の部分とじゃこを入れて炒める。

③茎がしんなりしてきたら、葉を入れて炒め合わせ、酒を回し入れてさらに炒める。仕上げに醬油を回しかけ、火を止める。

◎コマツナと油揚げの煮浸し

材料（2人分）

コマツナ1／2束、油揚げ1枚、だし汁200cc、みりん・醬油各大さじ1

作り方

①コマツナはよく洗って根元を切り落とし、5㎝程に切っておく。
②油揚げは熱湯をかけて油抜きをしてから縦半分に切り、1㎝幅に切る。
③鍋にだし汁を入れ、火にかけ、煮立ったらみりんと醬油を入れ、②を入れて弱火にし、3分程煮る。
④コマツナを③に入れ、5分程煮て汁ごといただく。

ブロッコリーは茹で汁も使う

◎ブロッコリーのニンニクオリーブオイル醤油味

材料（4人分）
ブロッコリー1個、ニンニク2かけ、鷹の爪1本、オリーブオイル大さじ4、醤油大さじ1

作り方
①ブロッコリーは小房に分けて茹でておく。茹で汁は捨てずに他の料理に使う。
②ニンニクと種を除いた鷹の爪をみじん切りにし、オリーブオイルと一緒にフライパンに入れ、中火にかける。香りが立つまで焦げないように気をつけて待つ。
③ブロッコリーを器に入れ、熱々の②を油ごとかけ、醤油をかける。

ニンジンは油と一緒に炒める

◎ニンジンのシリシリ　オリーブオイルを使って

材料（2人分）

ニンジン中1本、オリーブオイル大さじ1、卵1個、ツナ缶1／2缶、みりん小さじ1、醬油またはめんつゆ大さじ1／2、白すりごま大さじ1／2

作り方

①ニンジンはよく洗って、皮付きのまま5㎝程の長さの千切りにする。

②フライパンを火にかけオリーブオイルの1／4量を使って炒《い》り卵を作り、取り出しておく。

③②のフライパンに、残りのオリーブオイルを入れて熱し、①を加えて炒める。

④ニンジンがしんなりしてきたら、油を切ったツナ缶を加え、みりん、醬油またはめんつゆで味を付ける。②を戻し入れ、仕上げにごまを振る。

◎ニンジンとニンジンの葉の炒め物

材料（4人分）

ニンジンの葉1～2本分、ニンジン1／2本、ニンニク1かけ、ごま油大さじ1、醤油大さじ1、白ごま適量

作り方

①ニンジンの葉はよく洗って、5㎝程の長さに切る。ニンジンも同じ細さの千切りにする。ニンニクはすりおろしておく。

②フライパンを火にかけごま油を入れ、ニンジンを炒め、葉も加えて炒め合わせる。

③ボウルに醤油とニンニクを入れ混ぜてから、②に加えて味を付ける。ごまを振る。

◎ニンジンと健康野菜の沢煮椀

材料（4人分）

ニンジン1／4本、ダイコン中3㎝、ゴボウ3㎝、サトイモ大1個、コマツナ2〜3株、豚バラ肉100g、だし汁600㏄、ショウガ千切り大さじ1、酒・みりん・醤油各大さじ1

作り方

①ニンジンはよく洗い、皮をむかずに細い棒状に切る。ダイコン、ゴボウ、サトイモは皮をむいてからニンジンと同じ細さに切る。コマツナも同じ長さに切る。

②豚バラ肉は1㎝幅に切っておく。

③だし汁を鍋に入れて沸かし、ショウガを入れ、①と②を加えてから酒、みりん、醤油を入れ中火でじっくり煮る。

大葉は抗酸化作用が強い優秀な野菜

◎ごま入り大葉味噌

材料（4人分）

大葉60枚、ごま油大さじ2、白ごま大さじ2、味噌大さじ3、酒大さじ2、砂糖大さじ2、醤油適量

作り方

①大葉は千切りにする。

②ごま油をフライパンに入れ火にかけ、大葉とごまを入れて炒める。

③味噌、酒、砂糖を先に混ぜておいて、②に入れ、醤油で味を調える。

＊白ごまの代わりにナッツ類を砕いて入れても良い。豆腐にのせたり、ナスを炒めるときの味付けに使うと良い。

トマトは加熱して食べるのがベスト

◎トマトのポタージュ

材料（4人分）

カットトマトの水煮缶1缶、タマネギ1／2個、ニンニク1かけ、バター10g、塩・こしょう少々、牛乳150cc

作り方

①タマネギ、ニンニクはみじん切りにする。
②フライパンにバターを入れ、先にニンニクを炒め、香りが立ってきたらタマネギを入れて焦がさないように炒める。
③カットトマトを②に入れ煮込む。ふつふつしてきたら火を止め冷ます。
④ミキサーに③をかけ、鍋に移し、火にかける。牛乳を加え、沸騰しないうちに火を止める。塩・こしょうで味を調える。

◎トマトとホウレンソウ入り卵スープ

材料（2人分）

トマト1個、ホウレンソウ1〜2株、卵1個、顆粒コンソメ・塩・こしょう適量

作り方

①トマトは2㎝角に、ホウレンソウは3㎝の長さに切っておく。

②鍋に①と水400㏄を入れ火にかけ、沸騰したら顆粒コンソメを入れる。

③塩・こしょうで味を調えたら、溶いた卵を回し入れる。

果物も加熱して食べた方が有効成分の吸収が良い

◎リンゴのコンポート　蜂蜜を使って

材料

リンゴ1個、レモン汁大さじ1、水または白ワイン150〜200cc、蜂蜜大さじ2

作り方

①リンゴは6つに切って皮をむき、軸と芯を取る。

②鍋に材料を全て入れ、沸騰したら弱火で15分程煮込む。リンゴが柔らかくなったら汁と一緒にいただく。

第4章

身体の中の炎症をいかにくい止めるか

アスピリンやバファリンなどの抗炎症剤がガンを予防していた

世界で最も信頼されている米国の医学専門雑誌『The New England Journal of Medicine』に発表された記事は驚くべきものでした。

この記事はすぐに医学・健康関連のトピックスとして多くのメディアが取り上げたので、ご存じの方もいらっしゃるかもしれません。しかし、まだまだ、日本では知られていないのが現状です。

どのような研究かというと、米国で行われた男女約66万人を対象とした疫学的研究で、腸ガン、肺ガン、乳ガンの発生頻度《ひんど》と、アスピリンなど非ステロイド系の抗炎症剤の服用頻度との相関を調べたものです。

すると、逆相関があった、つまり、**抗炎症剤を飲んでいる人の方がガンにかかりにくい**という結果だったのです。

66万人という大規模な人々の生活習慣の調査から分かった研究であり、米国の多くの医学関係者からも信頼されているデータです。

アスピリンやバファリンなどを全く服用したことがない人、月に1回程度、週に1~2回程度服用する人、週に3回以上~毎日服用する人ごとに、グループ分けした数字です。

結果は、アスピリン等の使用頻度が高くなるに従ってガンの発生頻度が低くなる、というものでした。

もともとアスピリンやバファリンなどは、循環器系の血栓予防に良いという研究報告があります。これらの薬が血液をさらさらにし、心臓、脳などの末梢血管を詰まりにくくする。つまり**抗血栓作用がある**ことが分かっていました。

のみならず、今度はガンの予防にも有効であるというのです。まさに一石二鳥の効果があったというわけです。

では、なぜ抗炎症剤がガンの発生抑制作用を持つのかというと、はっきりした証明はまだないのですが、正しいであろう推論としていえることはあります。

炎症反応が起きているときには、私達の身体の中では、炎症を起こした部分にマクロファージや好中球といわれる白血球の一種が集まってきて、細菌、ウイルスなどを殺すのですが、そのときに活性酸素が発射されるのです。

いってみれば、活性酸素の流れ弾に当たった細胞がガン化してしまうので、未然に抗炎症剤で炎症を抑えておけば流れ弾が少なくてすむというわけです。

右に関しては北海道大学のチームと私達のチームが共同研究をしていて、前述の仮説を裏付ける結果がでています。マウスに不完全なガン化能力のある細胞を移植し、さらにその近辺に異物を移植して**炎症を起こさせると完全にガン化する**ことが分かったのです。

しかも、炎症誘発物質がないとガン化しないことも確認できました。炎症が起

フラボノイドの種類と多く含まれる主な食品

アントシアニン	赤ワイン、イチゴ、ブルーベリー、黒豆、赤しそ、紫芋
イソフラボン	大豆、きなこ、もやし、くず、豆腐、味噌
カテキン	緑茶、抹茶、小豆、チョコレート
ケルセチン	タマネギ、リンゴ、エシャロット、柑橘類、そば
セサミン	ごま
タンニン	レンコン、お茶、赤ワイン、干し柿
テアフラビン	紅茶、ウーロン茶
ナリンギン	グレープフルーツ、はっさく
ヘスペリジン	柚子、温州ミカン、レモン、グレープフルーツ
ルテオリン	ピーマン、シュンギク、セロリ、ブロッコリー

きているマウスに活性酸素を除去する酵素を投与すると、ガン化を防ぐことができたのです。

長期にわたる**炎症が活性酸素（酸素ラジカル）を継続的に発生**させ、結果的にDNAを損傷し、変異様細胞となり、ガンを引き起こしているのです。

抗炎症剤を飲んで炎症を早めに抑えることでガン予防をすることと、抗酸化力のある、ファイトケミカル豊富な野菜スープを飲んで予防することは同じ理屈に基づくものです。

ちなみに、フラボノイド（ポリフェ

ノールの一種）には抗ガン作用があることが知られていますが、フラボノイドは昔から抗炎症、抗菌、抗肝臓病、抗ウイルス作用などで知られていました。

抗炎症→活性酸素除去→抗ガン作用ということなのです。

そう考えると**フラボノイドを食品から摂る**ということは、とても健康効果が高いといえます。

フラボノイドの入った食品は数多くありますので、比較的毎日の食事に取り入れやすい成分でもあります。

前ページに主なフラボノイドと、多く含まれる食品の一覧表を掲載しましたので、是非参考にしてください。

野菜食で肝ガン発生率が低下

炎症がいかに発ガンに影響しているかをお分かりいただけたら、肝炎ウイルスのキャリアーの人が、**肝ガンになる時限爆弾を抱えている**ということも理解してもらえるでしょう。

肝炎ウイルスのキャリアーと診断されると、その時点では見たところ健康であったとしても、15〜20年後には肝ガンになる可能性があると告げられます。あわてた患者さんは多くの場合医師に、では今後どういう生活をしていったら良いのかと問いかけます。しかしこれまでは、医師は自信のあるアドバイスをほとんどできませんでした。

ところが、ガン研究者の間で最も評価の高い米国のガン学会（American Association for Cancer Research）の機関誌に、次のような驚くべき論文が掲載されました。台湾での8～10年にわたる、食生活と肝ガンの関係を追跡調査した研究の報告でした。

B型肝炎ウイルスのキャリアーで、野菜の摂取が週平均6回以上とそれ未満の人での肝ガン発生率が、なんと4・7倍も異なることが明らかになったという内容だったのです。

野菜は、**ウイルス性肝炎による肝ガンの予防**にも有用だということが、調査研究の結果から分かったのです。

ビタミンC・Aの大量投与で発ガン!?

ビタミンC（アスコルビン酸）は抗酸化作用以外にもコラーゲン（血管、皮膚、骨、軟骨、腱《けん》などに多く、組織の弾力性と強度維持に貢献）の合成に必要な成分で、私達の身体になくてはならないビタミンです。

ビタミンCが欠乏すると、コラーゲンの合成不全で血管がもろくなって出血しやすくなり、歯みがきで歯ぐきから出血しやすくなります。また壊血病は、その出血が全身に及ぶ病態です。

ビタミンCの抗酸化能は酸化ストレス状態に陥ったインフルエンザ肺炎に対し、有効性が期待されています。ノーベル賞を2回受賞したポーリング博士は、**ビタミンCの大量摂取療法**というものを発案しました。

大量摂取とは、普通は1日100㎎程度とされるビタミンCを数千㎎以上摂取せよというものだったのですが、世界の医学会では認知されませんでした。というのも、ビタミンCは口からいくら多く摂取しても尿中に排泄《はいせつ》され、血中濃度が上がらず、標的の臓器の組織にまで届かないと考えられたのです。

さらに後日、ビタミンCを大量に静脈内へ直接点滴注入して血中濃度を高くし、ガン患者に対する効果を検討する研究も行われました。やはりたいして効果が期待できないことが分かってきました。

そこで、1996年になってようやく7人の臨床試験が行われ、400㎎以上は摂取しても排泄されてしまい、意味がないとの結果となりました。

同様に、ビタミンAやカロテンも、皮膚ガンの予防に有用などと、身体に良い栄養素として注目されました。

ビタミンC、ビタミンAは全てのガンの予防に有効性があるとして多大な期待が持たれ、それを支持する**マウスの発ガン実験データ**も報告されました。ところが、ヒトの生体ではそうはいかなかったのです。

米国の医学雑誌に発表された研究によると、フィンランドで約3万人のヘビースモーカーの男性を対象とした大規模なフィールドスタディの結果、日常の平均摂取量よりも2~3倍のベータカロテンを摂取したところ、肺ガンになる頻度が低くなるどころか逆に高くなったのです。

7年ほどの間に、肺ガンの頻度は、カロテン添加群で17%も増加したという結果でした。しかも、前立腺ガンなどの他のガンの発生率も高めたのです。

ビタミンCやビタミンAの単独での大量投与は、発ガン予防にならないだけでなく、むしろ**発ガンを促進する可能性**もある——現時点で分かっている答えです。安易にこれらのビタミンの錠剤を多量に飲むことは控えた方が良いでしょう。単独の栄養素を多量に摂取するのではなく、自然な食生活の中で、具体的には緑色野菜や果物を多く摂る人ほど、ガンになる頻度が低くなることは、多くの疫学データから立証され、ほぼ確実になっています。

米国人の緑色野菜消費量が30%増

過去50年間における**米国の胃ガン、最近では肺ガンの死亡率の低下**はよく知られています。

それだけでなく、2019年7月、米国のガン学会の『Cancer Epidemiology, Biomarkers & Prevention』に大変興味深い論文が掲載されていました。もともとアメリカでのガン死亡原因の第三位である大腸・直腸ガンについての調査です。

州別に見ると死亡率の高かった米東部諸州（マサチューセッツ・ロードアイランド・ニューヨーク・ニューハンプシャー・メリーランド・ペンシルベニアなど）では、1990年代から2007年にかけて、死亡率が年率にして2・5〜5%近くも減少しているというのです。

つまりこの7〜8年で、死亡率が10万人当たり約28〜29人から16人近くに激減しているのです。

対して、南部（ミシシッピやアラバマなど）では、死亡率の低下はわずかでした。

喜ばしくも大腸・直腸ガンによる死亡率が、うまくすればかなり減らせるようになるとも受け取れる報告です。

では米東部諸州では、どうして大腸・直腸ガン死亡率が激減したのでしょうか。当論文の著者らは第一の理由として、**大腸・直腸ガンの検査を受ける頻度**と、大腸・直腸ガンによる死亡率の減少率が比例することを挙げています。

第二の理由は収入・学歴などの社会経済的理由です。さらに一般論として、他地域は健康への関心の低さから、肥満などのリスク要因を放置していることを挙げています。

東部諸州の社会的状況が、死亡率を下げるのに役立っているということでしょうか。健康への関心の高さは、収入や学歴に影響されるのかもしれません。

確かに国民健康保険制度のない米国では、経済的に余裕のない人達は、検査や化学療法などの治療をきちんと受けられずに死亡するケースが多々あります。

しかし、私はもう一つ理由があるのではないかと思います。

何かというと、野菜の摂取量です。

実は最近の**米国人の野菜の摂取量は、日本人の1・3倍**にまでなっています。緑色野菜の消費は、直近10年間で約30％増加しています。官民・メディアをあげて、食事を含むライフスタイル改善のキャンペーンを行ってきたからなのです。

例えば「5 A DAY 運動」は、1日に5皿分の野菜と200ｇの果物を食べようというキャンペーンで、1991年に始まりました。

大腸・直腸ガン死亡率の低下には、「5 A DAY 運動」の拡がりも大きく影響しているのではないかと思うのです。東部諸州の人達は、ライフスタイルとして野菜食を積極的に取り入れていったのでしょう。

いずれにせよ、年率2～3％の減少が続けば、10年後、20年後には大変な減少となります。まさに個人レベルでもガンは予防が可能であり、**自分の身は自分で守る**賢明さが求められているのです。

ちなみに大腸・直腸ガンの分子標的薬の最近の成果は、膨大《ぼうだい》な薬代を払ってもさほど効果がないことが分かっています。

食用油の精製技術が大きな弊害を生んでいる

今日の食用油の製造においては精製技術が大きく進歩し、透明で、無色の食用油が多く流通しています。結果、本来種子の中にあったフラボノイド類やその他の抗酸化物質が、ほとんど除去されてしまっています。

純粋な天然の植物油とは、ほど遠いものとなってしまっているのです。

種から搾油《さくゆ》したての植物油は焦げ茶色をしています。昔はしぼったあと多少精製し、市場に出していたので、**色がつき、香りも残った食用油**でした。今でもオリーブオイルでエクストラバージンオイルといわれるクラスのものは、かなり色がついています。この色こそが強力な抗酸化成分なのです。

いわゆる精製サラダ油は、精製の段階で高熱水蒸気処理がされるのですが、ここで抗酸化作用のあるカロテノイド、フラボノイドなどを含む色素成分は除去されてしまいます。

日本に昔からある菜種油は、焙煎《ばいせん》し、圧搾《あっさく》して油を取り出します。しぼりたての油は焦げ茶色で香りもありますが、私達はその中に、強力な抗酸化作用と抗炎症作用のある成分を発見しました。

これは**新規のフェノール系化合物**だったので、キャノロールと命名しましたが、キャノロールには発ガン予防作用もありました。

精製した無色のキャノーラ（菜種）油には、この成分は全く含まれていません。

鉄分の摂りすぎもガンになる！

ところで、日本人には鉄分不足を補おうと鉄添加食品を食べたり、薬やサプリメントを飲んだりする人がいますが、それほど鉄分は必要なのでしょうか？鉄分を補給する目的ならば、できるだけ食事から摂《と》りましょう。レバーや赤身の肉の方が、ホウレンソウなどの植物性の鉄分よりも10倍以上吸収率と利用効率が良いのです。鉄分については、動物性食品で摂ることをお勧めします。

そもそも、女性では生理のある時期は出血をするので、鉄分不足が考えられますが、それ以外は鉄分が不足することはほとんどありません。

むしろ、**過剰な鉄分は大腸ガンや乳ガン、肺ガン発生頻度を高める**という研究データが数多くあります。鉄分は摂取バランスが難しい栄養素の一つ、ともいわれています。

米国ではすでに鉄添加食品はなくなり、むしろ減鉄をセールスポイントとした食品さえ出現しています。

しかし、日本ではまだ鉄添加食品が多く出回っているだけでなく、鉄添加のドリンクまであります。このドリンクを幼児が誤って飲むと、急性の鉄中毒になる可能性もあります。

肉や野菜などの**自然の食物以外での鉄分摂取**は、ガン予防の立場からは控えることをお勧めします。

第5章

健康長寿・生活習慣病にも野菜スープの力

お茶は動脈硬化・心臓血管障害にも有効

体調が悪くなると、治すのは医者や薬だと考える人が多くいます。確かに急性の感染症などは医師に的確に診断してもらえば、薬で楽になるかもしれません。注射や点滴も即効性があります。しかし、慢性疾患と呼ばれる病態に対して一番効果的なのは、口から適切な食べ物を摂ることです。

ヒトの身体はとてもよくできていて、食べ物との関係では消化器は特に重要で、生きていく上での栄養成分を効率良く吸収し、各臓器に補給する役割を担っています。しかし、いくら消化器が頑張っても、口から良い食べ物がきちんと入ってこなければ働きようがありません。

そのためには身体にとって必要で良い食べ物を選び、**吸収しやすいように調理して、よく噛んで食べる**ことが重要なのです。

そうすることで、ウイルスにもガンにも負けずに、健康長寿を全うできるのです。

緑茶にも緑色野菜と同じく、ファイトケミカルの働き・抗酸化作用が認められています。

緑茶、紅茶、ウーロン茶などのお茶は、その製造過程で必ず熱処理がされています。しかも、それに湯を注いで有効成分を抽出してから飲みます。理想的な飲み物といっても良いでしょう。

ただし、緑茶に含まれているタンニンは胃壁を痛めるので、濃くて苦いお茶よりも、まろやかな良質のお茶をお勧めします。

お茶に含まれるカテキンなどのポリフェノールが、動脈硬化を抑える働きをすることもよく知られています。また、虚血性心疾患などの予防効果があり、脳卒中にもなりにくいとの報告があり、**循環器障害には良い効果がある**と思われます。

この効果は緑茶だけでなく、紅茶やウーロン茶でも同じです。主たる作用は、活性酸素を中和する抗酸化力にあります。

日本では米国よりも心臓血管障害の頻度がはるかに低いという事実があり、それは緑茶をよく飲んでいたからだという説があるくらいです。しかし、最近では様々な飲料が容易に手に入るようになり、お茶離れといわれて久しい感がありま
す。

もう一度、お茶の効能に注目し、**日常生活で緑茶を飲む習慣**を復活させたいものです。

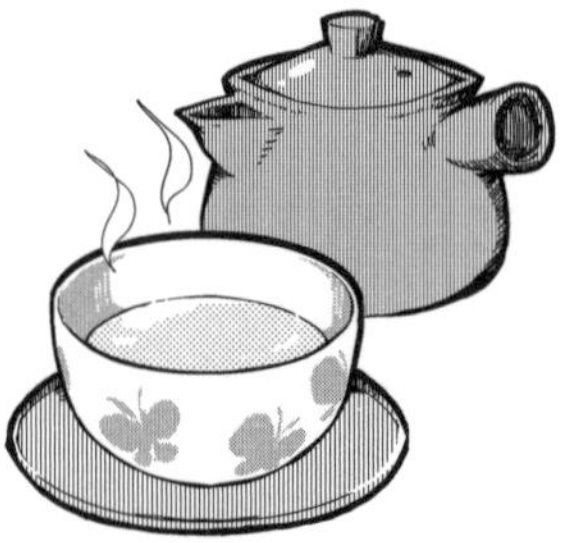

ミニ知識

緑茶はお湯を注ぐだけで有効成分を得られる

①茶葉の採取　②生の葉に鮮度維持のため湿度の高い風を送る　③蒸す　④冷却　⑤乾燥した風を送りながら揉《も》む　⑥圧力を加えながらさらに揉む　⑦乾燥させながらさらに形を整えるために揉む　⑧熱風をかけて完全に乾燥させる

紅茶やウーロン茶は、この工程の途中に発酵が加わります。いずれも製造工程の途中で加熱されて細胞壁が壊されているので、お湯を注いだだけで有効成分を抽出できるのです。

1日1個のリンゴで医者いらず

リンゴを習慣的に食べている地域には、様々な諺《ことわざ》が残っています。例えば、イギリスには“An apple a day keeps the doctor away.”「1日1個のリンゴは医者を遠ざける」という諺があり、フランスにも同様のものがあります。スペインでは「毎日1個のリンゴは医者の費用を節約できる」と言うそうです。

日本では、果実としてのリンゴが流通するようになったのは明治以降なのでそうした言い方はありませんが、早くからリンゴを食べていた青森県では高血圧、脳卒中との関連性が研究されていて、リンゴの健康効果が立証されています。

リンゴをほとんど食べない人（1日18g以下）は、1日にリンゴを110g摂取する人に比べて、ほぼ倍の頻度《ひんど》で心筋梗塞を起こしていました。

リンゴには食物繊維やカリウムなどの他、皮にはポリフェノールも含まれているので、できれば**まるごと食べたい**ところです。

また、リンゴの果肉には、多糖（セルロース）系のペクチンという成分が含まれているので、**善玉腸内細菌と免疫力アップ**の点でもとても好ましい食べ物です。

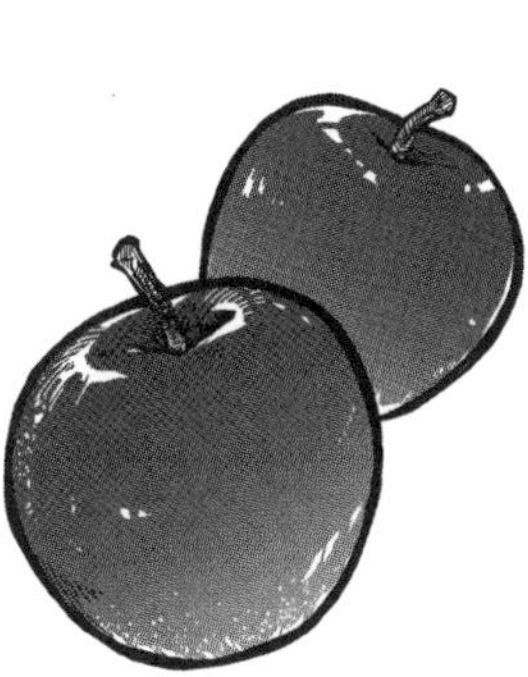

トマトのリコペンも加熱によって効果倍増

厳しい食物戒律を持ち、多くが菜食主義者というセブンスデー・アドベンチストという人達がいます。彼らを対象にした調査研究があり、それによると、頻繁《ひんぱん》にトマトを食べる人ほど**前立腺ガンにかかるリスクが少ない**ことが分かりました。

さらに、別の大規模調査研究によって、前立腺ガンに予防的に働くのがトマトの中に含まれるカロテノイドのリコペンであることが分かりました。

リコペンもファイトケミカルであり、作用の一つは抗酸化です。また、ホルモンや生体内の信号の伝達に関与し、炎症抑制や抗腫瘍の効果も発揮することが分かりました。

さてトマトですが、生で食べるよりも加熱した方がより利用効率が良いことはすでに述べたとおりです。

トマトジュースに油を加えて1時間加熱したものを飲んだら、血液中にリコペンが増え、加熱しないジュースではそうならなかったという研究報告もあります。

また、オリーブオイルとパスタと茹でたトマト（100℃で15分）を食べた場合と、トマトを生で食べた場合とを比較したところ、食後の血中成分は**油と一緒に加熱したトマト**を食べた方が多かったという結果はよく知られています。

つまり、加熱し、油と一緒に食べた方が、より多くの有効成分をヒトの身体が利用できるということなのです。

トマトを油で調理するとカロテン・リコペンが油に溶けて、油がオレンジ色になります。この方が生のトマトの何倍も吸収されやすくなるのです。

ホウレンソウ・コマツナのスープで白内障が軽快した

以下の手紙は、九州大学名誉教授の倉恒匡徳先生から、私あてにいただいたものです。

（前略）さて、小生84歳にまもなくなりますが、先生に教えていただいた野菜スープのおかげで活き還った感じがいたしております。不治として諦めていた右目の白内障が著しく軽快し、運転免許証の更新のための視力検査も楽に合格しました。最近発表されました信頼できる臨床試験で、Luteinが黄斑変性や白内障の治療に非常に有効であることが証明されましたので、小生の白内障が軽快したのも、**Luteinの多い緑色野菜**を沢山使って作った野菜スープを、毎日たっぷり摂取したためであろうと考えております。（後略）

倉恒先生のお手紙にもあるように、野菜スープは眼にも良い効果があると考えられます。というのも、眼、特に網膜の黄斑部には、本来数百種類もあるカロテノイドのうち、ルテイン（Lutein）とゼアキサンチンだけが存在します。水晶体などにも含まれていますが、特に黄斑部での濃度が非常に高くなっています。

光、特に短波長の光（紫外線）は水分子があると活性酸素となり、強い酸化ストレスになるのです。ルテインとゼアキサンチンは紫外線により生ずる活性酸素（正確には一重項酸素）を除去し、傷害を防止するとともに、抗酸化作用により、**白内障などにいたる眼の老化を防いでいる**と考えられています。

リコペンにも同様の作用がありますが、ルテインの方がその力が強いのです。

ルテインやゼアキサンチンは、ホウレンソウやコマツナなど緑色野菜に多く含まれています。緑色野菜を多く使った野菜スープを毎日飲むことは、白内障と加齢黄斑変性症を予防・改善することにつながるのです。

パセリ・ブロッコリーに含まれるグルタチオンは炎症治療薬

ヒトの身体にはもともと備わっている「抗酸化ストレスに対する防衛システム」があります。それには、グルタチオンが大きく関わっています。

グルタチオンは肝臓などの細胞で作られるもので、強い抗酸化作用を持っています。様々な異物が体内に入ると、**グルタチオンと結合し、体外に排出される**のです。

グルタチオンは炎症や潰瘍の治療薬として使われているもので、前項までに取り上げてきた他の成分同様、ガン予防にも役立つと考えられます。

グルタチオンはすでに医薬品にもなっていて、肝炎、慢性肝炎、老人性白内障、角膜潰瘍《かいよう》、口内炎などの炎症、薬物依存、皮膚炎などの治療薬として承認されています。

処方量は1日100～300㎎で、日常的に野菜から摂取する量は米国人の場合で1日3～130㎎です。したがって野菜からだけでも、日常的に十分摂取できるといえます。

グルタチオンは豚のレバーや牡蠣《かき》などに多く入っていますが、**緑色野菜のパセリ、ブロッコリー、ホウレンソウ**にも多く含まれています。

野菜スープを毎日飲むことの有用性が、グルタチオンにおいても明確になったのです。

スーパーメニュー、日本の伝統食

各種の栄養成分はそれらのどの一つを除去しても、必須栄養素不足で何らかの症状が出ますが、逆に一成分のみをたくさん摂ると弊害が出てきます。

摂らないのもいけない、摂りすぎるのもいけないということで、当たり前のようですが**バランスの良い食事が一番良い**ということなのです。

その点、日本では昔から「山（畑）のものを食べたら、海のものも食べなさい」とよくいわれてきました。

かつての日本の日々の食卓には、豆腐、納豆のような大豆製品と海苔、わかめといった海藻などが必ずありました。日本の伝統食は長い食経験によって完成したメニューであり、非常に優れている点が多いのです。

しかし残念ながら、何世紀もかけて確立された日本の食事パターンが、ここ半世紀あまりですっかり様変わりしてしまいました。一つはサラダ（生野菜と油）文化の浸透であり、もう一つは肉の摂取量が増えたことでしょう。

トンカツやショウガ焼き、鶏の唐揚げや豚骨ラーメンも和食といわれるようになってしまいました。

肉食が増えただけでなく、油を多く使う料理が増え、油の摂取量は激増し、当然高カロリー食化しています。こうして、**心筋梗塞や高脂血症などのリスク**を、今では多くの日本人が抱えることとなったのです。

しかしながら、解決策はあります。高脂質食には温野菜や野菜スープを多くし、他にはお茶、果物、芋類、豆類を多く食べるようにすればいいのです。

油を使う中華料理ではこうした工夫がみられ、食後のウーロン茶も理にかなっています。

日本でも現代の高脂質食を避けては通れませんから、トンカツや唐揚げを食べたときには、付け合わせの生のキャベツやサラダだけではなく、煮た野菜や野菜スープも一緒に食べるようにするのです。

そして**食後には緑茶を飲む**のを習慣にすることをお勧めします。高脂質食の欠点を補う食事は、ごく身近にあるのです。

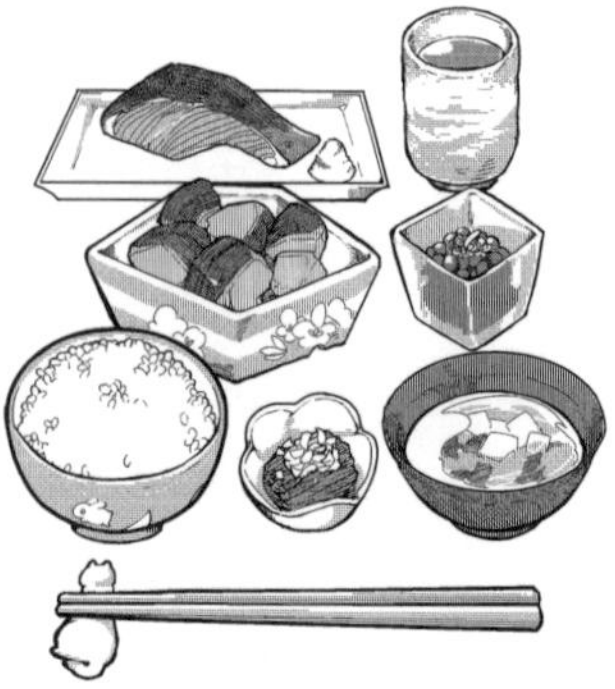

心臓病の予防には野菜・果物・赤ワイン

野菜・果物・お茶（紅茶・緑茶・ウーロン茶など）・赤ワインに含まれているフラボノイドは、強い活性酸素の中和力を持っています。しかも、フラボノイドは**血管に柔軟性を与える**ともいわれていて、心臓病の予防にも大いに役立っていたのです。

食品由来のフラボノイドの摂取量別に心臓病で死亡した人の数を調べるという、5年以上にもわたる長期・大規模の研究がオランダで行われました。

それにより、フラボノイドを多く摂取した人の方が、心臓病で亡くなる割合が明らかに少ないという結果が出たのでした。さらに、リンゴとお茶の摂取量別に心筋梗塞の頻度を検証した結果も同様でした。

例えば、リンゴをほとんど食べない人は、リンゴを1日110g以上食べる人に比べて、ほぼ倍の頻度で心筋梗塞を起こしています。

お茶の場合も１日の摂取量が２５０㎖の人と５００㎖の人を比べてみると、心筋梗塞発症の頻度はほぼ倍になっていたのです。コーヒーにはこの差はみられませんでした。


右の結果を見ると、日本でもほぼ同じ結果が得られると予想できます。というのも、日本人の心臓血管障害の頻度は、米国などに比べるとはるかに低く、おそらくお茶をよく飲む習慣があったからだと考えられるのです。もう一度、家庭や職場で緑茶を飲む習慣を復活させてみてはいかがでしょうか。

お茶だけでなく、赤ワインの中にもフラボノイドはたくさん含まれていて、フランス人の**ワイン愛飲家に心臓病の患者が少ない**という結果が出ています。

地中海食・オレイン酸は循環器障害を予防する

地中海地方の人々は摂取カロリーに占める脂質の量が決して少なくないにもかかわらず、ガンの頻度が低いことが知られています。

また、魚を主に食べてきた日本人やフィンランド人は動脈硬化症（循環器障害）が少ないことも知られていました。

食と疫病の分野で有名な調査研究の一つが、イヌイットの人達を調べた研究です。グリーンランドに住むイヌイットの人達は魚だけでなく、海の食物連鎖の頂点に立つアザラシやクジラなどの海獣を主食としていました。

彼らの血液を検査したところ、血中のＥＰＡ（エイコサペンタエン酸）という脂肪酸の値がとても高かったのです。海獣類の肝臓や皮下脂肪にはＥＰＡがたくさん含まれています。

ＥＰＡ豊富な食事をしてきたイヌイットは、**血栓ができにくく心臓病も少ない**

という事実が分かったのです。

また、地中海沿岸に住む人々は米国人同様、動物性脂肪を多く摂っているにもかかわらず、心疾患が少ないという研究から「地中海型食事」の健康効果が伝えられてきました。

高脂質食であっても、オレイン酸の多い地中海沿岸産のオリーブオイルを使った食事にすることで、循環器障害の頻度と死亡率を大幅に下げていたのです。

一時期、リノール酸を含んだ油がもてはやされましたが、リノール酸が少なく、**オレイン酸の多い地中海型の食事**が認められたことで、オリーブオイルの評価がぐっと上がったのでした。

また、乳児のアトピー症例でも、粉ミルクの中のリノール酸を除くとアトピーが改善することも報告されています。

第6章

グローバルな時代の新健康常識

安全な食品を食べたいなら、食糧自給率を上げれば良い

いつからか、日本は多くの食物を輸入に頼る国となっています。小麦、大豆、菜種などが大量に船に積まれ輸送されてきます。

これら輸入食物が日本に向けて船積みされ、陸揚げされるとき、あるいは倉庫やサイロなどでの**保管中に燻蒸《くんじょう》という処理**が行われます。害虫や菌の駆除を目的として行う、化学薬品を使った処理のことです。

使われる薬剤は例えば、リン化アルミニウム、リン化水素、臭化メチル、クロロピクリン、ジクロロプロペンです。これらは本来、昆虫やかびなどの菌を殺すためのものですが、ヒトが直接触れたり、吸入したりしても強い毒性があります。

しかし使用された薬品は空気にさらして放置すると、2~3時間で消失することになっているので安全だといわれています。果たしてそうでしょうか?

穀類の主要成分のタンパク質や脂質とこれらの化学物質が、化学反応することが予想されます。なぜなら、燻蒸とは全く異なる保存措置として、放射線のγ《ガンマ》線照射がありますが、**ジャガイモの発芽防止**に用いられているからです。

γ線は活性酸素を発生させ、本来、ジャガイモが生命力として持っている発芽能力を抹殺《まっさつ》するのです。ということは、燻蒸剤処理によっても同様にタンパク質の化学修飾が起きることが考えられ、うま味などの品質に影響するとも当然考えられるのです。

日本では輸入食品が膨大に増えているというのに、驚くことに燻蒸剤の影響に関する長期にわたる詳しい研究データが存在しません。ごく希《まれ》に話題になって、不安をあおることはあっても、根本的な解決にはいたらずここまできています。

食糧自給率40％未満の（6割以上を海外の食品に頼っている）我が国の食糧事情を考えると、前記の燻蒸剤処理なしに日本の食糧はまかなうことができなくなっているので、大いなるジレンマだと考えます。

私達は今一度、食糧自給率を上げることを考えてみてはどうでしょうか。

もっとも、日本国内で栽培した穀物でも、**農薬の十分効いた田畑から収穫しているという現状**を考えると、好ましいことではないのですが。

それでも、パンや納豆が、残留燻蒸剤の影響を心配せずに安心して美味しく食べられれば、それだけでも大きなメリットを得られます。

食の安全という動きが生まれるきっかけとなるためにも、燻蒸剤に対する研究が進む流れが必要です。燻蒸に用いられる化学物質について、古典的な検査にはパスしているとはいえ、関係当局も消費者も、より高度で緻密《ちみつ》な研究が必要と考えてほしいと思っています。

現在は種子中のタンパク質や脂質、あるいはＤＮＡ（遺伝子）、ＲＮＡに対する化学変化を**高感度に検出する方法**はいくらでもあります。

様々な仮説に対してその真偽の程を確かめるのは、やる気になれば大学院の学生でも解答が出せる問題です。是非とも、誰かに明らかにしていただきたいと思っています。

適度な運動は降圧剤と同じ働きをする

ヒトも動物も、身体を動かすことで全身の代謝回転がスムーズに働くように生まれついていいます。長時間狭い機内で動かないでいると起こる、エコノミークラス症候群などはその象徴です。動かなければいけないのです。

高齢者が骨折などで長期入院すると、運動量が激減、筋肉量も減少し、立ち上がるのさえ困難になることがあります。これは宇宙飛行士も同じで、重力のない宇宙で長期間仕事をしていた宇宙飛行士が地球に帰還すると、自分では歩けないほどに筋肉が弱ってしまっています。

昔から生理学では「廃用症候群（萎縮）」と呼ばれている現象で、**使わない器官や組織は次第に脆弱《ぜいじゃく》化してしまう**のです。

朝起きてから散歩に出て、少し早足で歩くと心臓の拍動がゆるやかに増加し、全身への血流が加速します。これがとても大切なのです。というのも、血液の約半分は赤血球などの固体で、いってみればヘドロ状のものが血管内を流れています。

赤血球の大きさは平均直径約6・5ミクロンで、形は円盤状です。ところが血管の中でも最も細い毛細血管は直径が約3・5ミクロン。当然赤血球はそのままでは血管の中を通れないので、少々の**血圧をかけて弾丸状に変形することで流れていく**のです。

身体の隅々にまで血液が流れるためには、運動がいかに大切かお分かりいただけたでしょうか？

しかも、運動に伴う血流の増加で、赤血球と血管の内皮細胞の摩擦刺激により、一酸化窒素（NO）が生じ、それが血管の周りの平滑筋を弛緩《しかん》させ、血管の直径が拡張し、血液がよりスムーズに流れるようになるのです。

つまり、運動は降圧剤と同じ効果もあるということなのです。

ミニ知識

エコノミークラス症候群

旅行などで長時間飛行機や列車の狭い座席で動かず、同じ姿勢でいると起こる病気で、旅行者血栓症ともいいます。

座り続けていることで、下肢《かし》（足）が圧迫されて血流が悪くなり、血栓（血小板やフィブリンからできている血のかたまり）ができやすくなります。これが肺に達すると肺の静脈が詰まってしまい、呼吸困難や胸痛が起こり、ひどくなると失神してしまいます。

乗り物の中では、トイレに立つときに隣の人への遠慮があるためか、できるだけ水分を摂ることを控えてしまいます。それなのに、アルコールは飲むので、脱水傾向によって血液の粘度が高くなってしまうのも一因です。

時々は立ち上がって歩くか、足のマッサージをしたり、水分を補給したりする心がけも大切です。

運動することでリンパ系の流れが良くなる

哺乳動物の血管系は閉鎖系といわれています。血液は心臓から始まって、血管という管の中を通りながら、漏《も》れることなく次のように全身を循環していきます。

心臓→大動脈→細動脈→毛細血管→細静脈→大静脈→心臓

血管系は身体の隅々まで張り巡らされています。いわば、上水道に相当するシステムで、心臓というポンプの加圧で流れています。

一方、リンパ系も下水道管のように身体の隅々まで張り巡らされていますが、リンパ系は心臓がポンプになっているのではなく、**身体を動かすことで流れていく**仕組みになっているのです。

例えば、打撲などで血管が切れて内出血した場合は腫《は》れますが、下水道管に相当するリンパ系によってゆるやかに回収されます。

蜂や蚊などに刺された場合や細菌感染した局所の腫れは、血管から血漿《けつしょう》成分が漏出《ろうしゅつ》して、**局所の血管の間に停滞**している状態なのです。やがて血漿成分はリンパ系から回収され、腫れが引きます。

リンパ系は心臓のポンプによって流れているのではないので、回収には時間がかかります。打撲の程度によっては、2～3週間もあざが残っていることもあります。

リンパ系の流れを良くするのは、まさに運動や圧迫（マッサージ）なのです。リンパ液の流れを良くするためにも、ラジオ体操程度でもいいので、適度な運動を心がけましょう。

ちなみに私も、朝食前に柔軟体操、ボート漕《こ》ぎマシン、20分のウォーキングなどを習慣にしています。研究所へは15分ほど自転車に乗って通勤しており、リンパ系の血流アップを心がけています。

前頭前野を活発化し、認知機能を高める

運動した後に、爽やかな気分になるのはどうしてでしょう。血行が良くなる効果だけではなく、幸福感をもたらすエンドルフィンやエンケファリンと呼ばれる、体内で産生されるペプチドホルモンが出るからなのです。

これは抗うつ剤と同様の作用があり、自分の体内で合成したモルヒネ様物質による至福感といえます。

また、もう一つの運動生理学上の重要な発見がありました。筑波大学の征矢英昭教授が発表したもので、軽い運動によって、脳の前頭前野や海馬の働きが活発になり、実行機能や記憶・認知機能を高めることを確認したのです。

軽い運動は、**意欲的で楽しい感情を高める**作用をもたらします。運動をすることで、アルツハイマー病の進行を止め、しかも人生を有意義にするのです。高齢者ほど運動が必要というわけです。

70歳を超えたら ガンの化学療法をしない方が延命する

ガン患者さんの多くは、発病にいたるまでの人生で**何らかの強いストレスが長期間続いた経験**を持っています。

ストレスは免疫を抑制し、血圧を引き上げることが知られています。そして、ガンが発症し、治療に入ってからもより一層強いストレスがかかっていたとしたら、こんなに苛酷な話はありません。

米国にガン専門の『Cancer』という雑誌があるのですが、同誌に掲載されていた記事に面白いものがありました。

ガン患者さんの治療後の生存率を調べたもので、入院中の患者さんのところに家族または友人が見舞いに、毎日来る、週に2~3回来る、週に1回程度しか来ない、全く来ない人のグループに分け調査したのです。

すると、毎日家族や友人が見舞いに来ていた人は全く来なかった人に比べて、有意に延命したとの結果が出たのです。

心の持ちようが、治療結果にも大きく影響していた事実が分かったのです。

また、英国の医学雑誌には、化学療法の有効性について調べた興味深い報告が掲載されていました。70歳以上のガン患者さんに対して化学療法をした人としなかった人の延命効果を比べたところ、化学療法をしなかった人の方が延命していたのです。

実は日本の国立がん研究センターでも同様の結果を得ていて、70歳以上では**無治療群の方が延命率が良かった**のです。いずれの場合も、制ガン剤の持つ副作用が患者さんに相当な負担となり、免疫系も神経系も抑圧され、患者さんにとっては大変きつい治療で、強いストレスとなっていたことがうかがわれます。

化学療法の辛い治療を続けるガン患者さんの中には、うつ病になってしまう人もいて、本人にとっても見守るご家族にとっても、倍の苦しみを与えることとなっています。

抗ガン剤のプロの私が、ガン予防を訴える理由

抗ガン剤の新薬製造販売の承認には通常、ＱＯＬつまり、治療による患者さんの生活の質の向上という項目が入っていません。苦痛なく、楽しく日常をすごすことは、ほとんど重要視されていないのです。

食欲不振、吐き気、脱毛、末梢神経麻痺《まひ》、気力喪失、心不全、骨折などを抱えたまま管に繋がれていたとしても、既存の抗ガン剤を投与したグループと比べて、1ヶ月でも2ヶ月でも生き延びることが承認の基準になっているのです。

これは問題だと私は思っています。副作用がなくＱＯＬを下げない薬の方が、**本当に人間が生きる**ということを考えた場合、重要なのではないでしょうか。

少し古いデータですが、ヨーロッパで２００９年から２０１３年の間に認証された抗ガン剤の適応症68種のうち、ＱＯＬに寄与したのはわずか10％程だったと

いう報告もあります。延命もあったと考えられる人の**延命期間の平均は、２・８ヶ月**でした。

普通の細菌感染症に対する抗菌抗生剤の有効率の95％に比べて、あまりにも抗ガン剤の世界はひどいものです。今でもそれはほとんど変わっていません。

こうして考えてみると、ガンにはならないに限る、予防が第一と改めて思えてくるのです。

中高年引きこもりと少子化の問題も食事が原因

内閣府発表によると、日本の中高年の引きこもりは、40〜65歳だけでも約61万人もいるそうです（2019年3月発表）。その結果、70歳、80歳の親が、40歳、50歳の子の生活を支えているという、逆転現象まで起こっています。

親に扶養されている引きこもりの子供は、未婚者ということになります。50歳になっても未婚の人が増加しているのです。

1970年頃は日本人の一生涯未婚の割合は男女とも2〜3％でしたが、1990年以降急増し、2020年には男性が約25％、女性が約20％となっています。

つまり、**4人に1人か5人に1人が未婚**なのです。

これでは日本の人口は減るのが当然です。

2020年正月の新聞発表では、日本人の年間の新生児による人口増加は、史上最低で、90万人を割ったそうです。成人女性1人当たりの出産数も1・5人にとどまり、日本という国の存亡に直結すると憂慮しています。

日本の将来に関する喫緊《きっきん》の課題は、少子化による人口減少です。内閣府にあっても重要課題と考えられているそうですが、解決策として何ら具体的な手掛かりや解決手段が提示されていません。なぜなら少子化問題には極めて多面的な要因があり、幅広い知識がないと本質的な解決に結びつかないからです。

中高年の引きこもりは年々大きな問題となってきていて、サポート体制としての民間団体もあるそうです。

引きこもりへの対策は社会学、経済学の領域ともいえますが、私は医学生物学的な観点からその原因を考えてみました。

少子化には経済的・社会的原因も考えられますが、生物学的、特に近年では人為的な**環境ホルモンと食物由来の複合汚染物質**に起因するところが大きいと考えられます。中でも特に生殖生理学の問題に直結していることが、なぜか忘れ去られているのです。

原因はやはり食べ物です。畑や農園から収穫した食品だけでなく、**家畜のえさにも散布される数多くの農薬、化学物質**が元凶なのです。

これらはいわゆる環境ホルモンとして、約40年前に一度大騒ぎになり、水俣病に劣らず、社会で厳しく議論されました。ところが、そのまま何ら進展が見られず、収束《しゅうそく》してしまったのです。

今日の分析化学の技術水準で考えれば、食品成分を超高感度に分析することは容易で、日本は世界でも一流の技術を持っています。

もう一度、国民が摂っている様々な食品の汚染を調べてみてはいかがでしょうか。

引きこもりの人はテストステロンが減少

食品中に混入している無数の人工化合物は、短期間（数日〜数年）で効果が分かる、いわゆる細胞毒や致死的な毒力はなく、ガンの原因にもならない部類の化合物と考えられています。

古くはレイチェル・カーソンの『沈黙の春』（1962年 新潮社）、日本では有吉佐和子氏の『複合汚染』（1975年 新潮社）で指摘された問題でもあります。

また、40〜50年前に大きな社会問題となった、プラスチックに添加されている成分（フタル酸エステルなど）による女性ホルモン様作用物質もありました。

「女性ホルモン様」とは化学構造上は女性ホルモンと全く違っているのですが、生体（魚類から哺乳類まで）に投与すると、その物質によって例えばメダカやカレイはメス化してしまうのです。

女性ホルモンを投与した動物は、**オスがメス化する**だけでなく、行動特性もおとなしく、やさしく、非攻撃的になることが知られていました。

ところが、今や人工化合物の問題は完全に忘れ去られています。利便性・功利性を追求する社会、あるいは利益優先の考え方、それに追随する政治では、この**ホルモン様物質の害毒**に対する注意は、ほとんど払われていないのが現状です。

最近、米国化学会の雑誌とナショナルアカデミー紀要誌に、ビールや清涼飲料水に用いられるスチール缶やアルミ缶の内部の表面加工（塗装）について紹介されていました。

缶内部の塗装に使われているビスフェノールAが溶出して女性ホルモン様（エストロゲン）作用を呈するという大問題があり、解決した米国の民間企業の努力が記載されていました。つまり、缶ビールやその他の飲料用の缶に用いられている、問題の塗装剤の代替品ができたということでした。

ビスフェノールAとは、15年以上前から指摘されている環境ホルモンと考えられるものですが、日本ではほとんど報じられていません。ちなみに欧米では、ビールやソフトドリンクの容器はビンが主流で、缶はマイナーです。

日本でも、鹿児島大学農学部の林国興教授らが、農薬下に栽培した米と無農薬下の合鴨農法で栽培した米を用いてマウスの飼育実験を行いました。

結果は、農薬米の方は精子数が顕著に少なくなり、交尾回数とマウスの出産仔数も減ることを報告しています。

この問題の解決の糸口として、男性の血中テストステロン濃度がどうなっているのかという観点があります。テストステロンは生物学上のオス化、つまり男性の特性を増幅させ、性欲、好奇心、攻撃性、やる気を起こさせるといわれている男性ホルモンの一種です。

テストステロンおよびその前駆体（原料となるもの）のエピデヒドロアンドロステロンは、**男性では18～35歳をピーク**として、年齢とともに低下することはよく知られています。

順天堂大学の堀江重郎教授が行ったテストステロンの研究では、引きこもりの人の血中テストステロン濃度が極端に低いことが分かりました。

対極の作用を持つのが女性ホルモン、エストロゲンやエストラジオールです。特に輸入食肉（中でも牛肉）に入っているエストラジオールが問題です。

輸入牛肉については、奥野修司氏が『文藝春秋』などのメディアで、あるいは北海道大学の半田康博士が日本がん予防学会のニュースレターで指摘しています。

現状、牛にエストラジオールを3～6ヶ月間注射し、ポチャポチャで肉付きが良く、脂ののったところまで飼育し、食肉加工している事実があります。女性ホルモン入りの牛肉が大量に輸入され、食卓に並んでいるのです。

食品に混入している数多くの環境ホルモンが、エストロゲンと同様の作用を発現します。このような食事を毎日、長期間続けると日本人男性は女性化し、未婚率が増加したり、**精子数が減少**したりするでしょう。究極的には日本の人口減少をもたらすと思われるのですが、いかがでしょうか？

やる気を起こさせる男性ホルモンを補充する

引きこもり、うつ病、不登校、挙句は自殺などにいたる心の状態を改善し、苦しんでいる人達を社会人として世の中に参画できるようにすることは、本人だけでなく、社会的負担や家族の負担の面でも、大きなメリットとなることは間違いありません。

これらの治療には、従来主として人工的に合成した化学物質が精神科領域の薬物として開発され、一般に抗精神病薬や鎮静剤、抗うつ剤として使用されています。

主たる作用は**神経伝達物質やそのレセプターの阻害**、放出活性化などが中心でした。しかし、ほとんどの向精神薬は十分に満足できるものではなく、睡眠剤でさえも理想的なものがあるとはいいがたいのが現状です。

多発するうつ病、引きこもり、アルツハイマー病、男性更年期障害、少子化に共通する素因子の解析

原因・因果関係など

①農薬／米、その他　②エストロゲン／牛肉
③ビール、ソフトドリンクの缶の塗装剤　④プラスチック容器の可塑剤
⑤運動しない（汗をかかない）　⑥日光に当たらない（外に出ない）

↓

●精子減少　●生殖力低下　●女性化
●至福感の消失　●睡眠リズム錯乱

＝

●血中テストステロン値激減　●血中亜鉛濃度激減
●エンドルフィン／エンケファリン不全　●メラトニン合成の退行

↓

気力低下、好奇心低下、やる気低下、睡眠障害、ED、メタボ、血栓

↓

末梢血流不全

↓

●未婚率の上昇　●うつ病　●引きこもり　●アルツハイマー病
●気力／好奇心の低下　●男性更年期障害

↓

少子化

ヒトの体内で合成される内因性の多幸感やバイオリズムの回復をもたらすホルモン（メラトニンなど）が、運動や日光浴、あるいは母子のスキンシップにより、作られることが知られています。

ジョギングを継続してやっている人が多いのも運動後の爽快感のためで、麻薬のように習慣性を引き起こすのです。

加えて、本来の発生・分化における男性化機能としてよく知られている古典的なステロイドホルモンの一つである、テストステロンやメラトニンなどにも同じような作用があることが明らかになっています。

テストステロンは最近、前ページの図に示すように、精神科の患者さんの病状、主訴にも関わっていることが分かってきました。図のタイトルにある男性更年期障害は、LOH症候群とも呼ばれています。

解決法の一つとしては、もともとヒトの生体内で合成される物質であるステロイドホルモンの一種の**テストステロンなどを補充する**ことです。

テストステロンは生物の発生・分化時、男性化のキー物質として知られていますが、それはまた女性ホルモンのエストラジオールが生成される前の段階の物質でもあります。

そのため、女性にも適応できる物質で、テストステロン補充はこれまでの女性ホルモンのホルモン補充療法として承認、認知されているものとは別の療法のことです。

女性の更年期障害に対しては、女性ホルモンのエストロゲンを補充するホルモン補充療法が知られていますが、男性にも**男性ホルモンの低減による更年期障害**があり、同じように男性ホルモン補充療法があります。

しかし、女性のホルモン補充療法に比べ、普及率は極めて低く、理由としてはテストステロンがかつて日本では危険視されたこと（最も心配された心臓、循環器疾患に対する障害、前立腺ガンの増加・促進などに関しては、問題はなかったと報告されている）と、さらに投与法の主流が、痛みをともなう注射が中心となっているためと思われます。

注射剤を使うのではなく、この薬剤を直接経口投与すると**肝臓内で分解され、薬効がほとんどない**に等しくなってしまうから実用化されないといわれています。

そこで、私達は、目下その剤型を工夫して、肝臓内で分解されない経口投与剤の開発を目指しています。

植物由来の食品成分の有効性と可能性

ここ数年、腸内フローラ（腸内細菌叢《そう》のこと。ヒトでは約3万種類生息している）が、慢性潰瘍性大腸炎やうつ病と関係があるとの報告が数多くみられます。これらの疾患は大変治療の難しいもので、精神的なストレスも原因の一つといわれていましたが、実は腸内細菌が関係しているというのです。

腸内細菌は人によって異なっていて、腸内細菌の善し悪しが原因で病気になるかならないかが決まるというわけです。

慢性潰瘍性大腸炎に対しては、糞便移植と呼ばれる方法まであります。健康な人の糞便（善玉菌を多く含む）を慢性潰瘍性大腸炎の患者さんの大腸に入れ治療するものです。治験症例の報告では、50〜90％が改善したと報じられています。

また**腸内フローラの善し悪し**は、うつ病の原因にもなるという報告もあります。

以上、考えてくると、当然、食事が特定の菌の多寡《たか》を左右するであろうと予想されます。

食べ物に関する格言として、日本では古くより「医食同源」という言葉がよく知られていますが、英語では"You are what you eat."という言い回しがあります。これを日本語に翻訳すると「あなたはあなたが食べたものでできている」つまり、「人の健康は食べ物次第」ということです。

長年の食習慣と生活習慣病の関係はまさにこの言葉のとおりで、塩分の多い食事をしてきた人は高血圧となり、高脂肪（コレステロール）の食事をしてきた人は動脈硬化、糖分の過剰摂取は糖尿病になってしまいます。

植物性多糖はマクロファージやNK細胞など、腸内だけでなくその他の体内の**免疫系細胞を活性化**することが知られています。しかも、植物性多糖が血中に吸収されると、腸管の免疫細胞はこれに反応して、免疫力を高めます。また、脳内にも特定の細菌が侵入して、脳細胞に影響するとの報告もあります。

さらに、多糖ではなく、柑橘《かんきつ》由来のフラボン類（ポリフラボンなど）が腸内フローラをコントロールし、アミノ酸代謝を活性化して、**メタボリックシンドロームの改善**に役立つという論文もあります。

これらのことを考えると、食品、特に植物由来の成分が私達の健康に与える影響は大きく、免疫学的にも精神医学的にもまさに、“You are what you eat.”といえるのではないでしょうか。

誤った莫大な科学研究費の使い方

ガンの研究では、この50年ほどを見ると5〜10年ごとに大発見が報告されています。ガンの治療あるいは予防も、20〜30年もすれば解決されるであろうとの期待からか、トピック分野の研究課題に対し、**選択的、集中的に研究費が投入**されてきました。

例えばガンウイルスやガン抑制遺伝子、または逆転写酵素の発見（通常の遺伝子情報の流れのDNA→RNA→タンパク質ではなくて、RNAをもとにしてDNAの遺伝子情報が作られ、それをもとにRNA→タンパク質となる理論）などで、いずれも分子生物学、特に分子遺伝学の知識と手法をもとに研究されてきました。分子生物学によって、ガンの諸問題は解決される日も遠くはないと考えられていたのです。

しかし、40年以上経った今日でも、ガンの治療に関する問題は解決したとはいえません。

最大の理由は、ガンの発生から治療にいたるまでの問題には原因が一つではなく数多くあり、また結果が**複数の結果を引き起こす複雑系の世界**だからなのです。

例えば、ガン抑制遺伝子ｐ53についての論文だけでも何万とあり、山積みの論文があってもガンの診断と治療に対しては何ら貢献がみられないのです。世界中で、兆円規模の研究費が消費されているといわれています。

メディアの報道も、こうした傾向に拍車をかけています。最近の例では、ｉＰＳ細胞の発見は素晴らしいものですが、それがあたかも万病に効くような伝わり方と研究費の集中投資にいささか疑問を感じます。

アメリカ化学会は、例えばガン遺伝子の発見やガン細胞の増殖のメカニズムを解明したとしても、それでガン治療が可能になるなどの報道はすべきでないとのプレスコードがあります。少なくとも動物モデルの実証がないのに、あたかもそれによってガンの治療が可能になるようなプロパガンダ的報道に対しては、規制があります。

ガンについていえば、実験に用いるほとんどのマウスの移植ガンは、ヒトのガンと大きな違いがあり、ガン治療薬の80～90％はマウスのガンに効いてもヒトのガンには効いていないのが実状です。結論的にいえば、ヒトのガンに効果が実証されなければ、報道は慎重にされるべきです。

iPS細胞にはガン遺伝子が永続的な分裂と生存性を保持するため、ガン遺伝子の関連遺伝子が少なくとも3～4個導入されています。

導入遺伝子が制御不能となり暴走すると逆にガンになるなど、困った結果を招くことは識者の間では常識となっていて、慎重論も多いのです。しかし多くのメディアは、マイナスの面にはほとんど触れていません。しかも、**患者1人あたりの治療費は5000万円以上**といわれています。

治験の第一号、眼科の加齢黄斑変性症の治療では、あたかも他にない最高の治療法であるといわんばかりの報道ぶりです。ところがこの疾患に対しては、約10

年前から血管増殖因子の阻害剤が現実に使われていて、約50％の奏効率です。しかも経費は100分の1ぐらいでできるのです。

2020年1月8日に、iPS細胞研究所のプレスリリースが出されました。iPS細胞を特定の器官に分化させようと培養《ばいよう》処理をしたところ、27株のうち、**2〜3株に遺伝子異常があった**と、どの新聞も同じ文言で報じていますが、ほとんど目立たない20行足らずの小さな記事でした。

ヒトに使用したときにガン化が起こることは、あらかじめ予想されたと報告しています。万が一ガン化が起こった場合のために、最新の治療法によってガンになる可能性はすでに報道で周知されていた、というアリバイ作りのようにも思われる内容です。

記事は突っ込んだ質疑応答もなく、取材とはいえず、リリースされた資料そのままの内容でした。こうした報道の仕方にも、今後一定の規制を設けるべきだと私は思っています。

新薬開発に求められる柔軟な発想

ドイツの医師で細菌学者に、ロベルト・コッホ（1843〜1910年）という人がいました。結核菌やコレラ菌の発見者で、感染症の研究には欠かせない細菌培養法の基礎を確立した人です。「コッホの3原則」は研究者にはよく知られていて、

「同一の病気の感染局所からは同一の菌（ウイルス）が必ず分離され、その純粋培養ができ、さらにそれを動物に摂取させて同一病態を起こし、その局所からは再び同一の菌（ウイルス）が分離されなければならない」

というものです。当時の微生物学・細菌学は、**病原体と特定疾患は一対一の対応関係**でなければならないと考えられていたのです。

ところが、私達が感染症の病原性発現メカニズムを研究しているうちに、「コ

ッホの3原則」が必ずしも当てはまらない、という研究データが出現してきたのです。

例えば、酵素反応でも、生体内の反応というのは、**多重で複雑な相互作用**で成り立っているのであって、生物系では一対一の対応関係のものはほとんどないという事実に思い至ったのです。

しかし、薬剤の認可をする側は、相変わらず百年も前の原則にとらわれていて、薬剤は単一成分で単一作用（標的）のものだけが、審査の対象として評価されています。そこで製薬会社は複合要因のある病態に関しても、単一成分で試み、ことごとく失敗しているのです。

新薬の開発にあたっては、多面的で多元論的な考え方をしないといけないのではないか、事実はもっと複雑なのだということが、次第に明らかになってきています。

抗ガン剤にしても、まだまだ前進しない理由の一つなのかもしれません。

おわりに

１９６０年代終わりに私がハーバード大学医学部で学んでいた頃、生理学の１回目の講義でトステソン教授（のちに医学部長）はこう言っていました。

「今日の医学の教科書の内容の半分は間違っているか、想像によるもので、諸君の使命はその誤りを正し、新しい知見を発見することです」

一方日本では、教科書のプロトコール（手順）を１００％守ることが医師の使命と教えていました。本書で取り上げた、ビタミンCの「加熱による分解」という誤りの例を見ても、研究の仕方一つで違った結果が得られるのが分かります。

ガンの問題も極めて複雑で、実際にガンになるまでには極めて多種の要因が関与しているのです。一つの原因からガンという結果になるという考え方では、とうてい解決にならないといえるのです。

遺伝子変異に基づく生物の種の進化においても、静の海（平常時）と荒の海（炎症時）では、生じる活性酸素が何十倍も何百倍も違うのです。静の海を見て考えたことが荒の海では当てはまらないのです。

遺伝子変異による生物の種の進化も静の海（正常状態の生物）を見るだけでは、活性酸素も少なく、変異もほとんど生じないからです。炎症を伴った反応では、変異率は激増するわけですから、そのことを勘案した理解が必要です。

大学の研究室での実験は、現実離れしたものが多く、細胞や動物（特異なマウス）を使った単純化した実験データによる結論と、極めて複雑な多様性のあるヒトの身体の中で起こる「現場」とは、それこそ何百倍も違うのです。

ジョン・ホーガン氏曰く、

「科学はほどほどにしか真理探究の答えを出してくれない」

まさに、これが今日の科学の問題点に対する結論なのではないでしょうか。

〈参考文献〉

- W.F. Ganong, Review of Medical Physiology, pp. 1-774, Lange Medical Books., Network, CT, USA, とくにCh. 23, PP. 375-413.
- W. Regelson & C. Colman, The Super-hormone promise-Nature's Antidote to Aging, pp.11-346, Simon & Schuster, N.Y, 1996
- J.J. Wurtman & S. Suffes, The Serotonin solution, Fawcett Columbine/New York, pp. 1-287, 1996
- W. Pierpaoli, W. Regelson, C. Colman, The Melatonin Miracle: Nature's Age-Reversing, Disease-Fighting, Sex-Enhancing Hormone. Simon & Schuster, N.Y. London...
- 堀江重郎、「ヤル気が出る！　最強の男性医療」、文春新書、pp. 1-207(2013)
- 堀江重郎、「対談集　いのち　人はいかに生きるか」、かまくら春秋社(2018)
- 産経新聞、読売新聞、中高年ひきこもり61万人、2019年3月30日
- 厚生労働省「患者調査」、精神疾患を有する総患者数の推移、精神保健医療福祉のデータと政策(平成29年)http://www.mhlw-houkatsucare-ikou.jp/guide/h30-cccsguideline-p1.pdf
- 平成30年中における自殺の状況、厚生労働省社会・援護局総務課自殺対策推進室 警察庁生活安全局生活安全企画課、平成31年3月28日
- Rachel Carson, Silent Spring (邦題： 沈黙 の 春), 1962, PP.1-317, Penguin/Geography/environment science, N.Y.
- 有吉佐和子「複合汚染」新潮社、1975
- M.M. Bomgardner, How a new epoxy could boot BPA from cans, アメリカ化学会、Chem. Eng. News, 97, March 5, 2019.
- 林国興、環境ホルモン再考、日本がん予防学会News Letter No. 73、2012年9月
- K. Hayashi et al., Contamination of rice by etofenprox, diethyl phthalate and alkylphenols: effects on first delivery and sperm count in mice, J. Toxicol. Sci, 35, 49-55, 2010.
- CB. Pedersen et al., A comprehensive nationwide study of the incidence rate and lifetime risk for treated mental disorders. JAMA Psychiatry, 71, 537-581, 2014.
- PJ. Snyder et al., Effects of testosterone treatment in older men. N. Engl. J. Med. 374, 611-624, 2016.
- Financial Times 8月8日(木)2019年、P.7；同New York Times, International Ed., The weedkiller that won't be exterminated, p.10, Business, Sept., 27, 2019(ラウンドアップ)
- R. A. Weinberg. Cell, 157, 267 (2014)
- 前田 浩、化学と生物、vol.55, No.7501-509(2017)
- C. Leaf, The truth in small doses: Why we're losing the war on cancer-and how to win it. Simon & Schuster, New York (2013)
- H. Maeda and M. Khatami, Analyses of repeated failures in cancer therapy for solid tumors: poor tumor-selective drug delivery, low therapeutic efficacy and unsustainable costs. Clin. Trans. Med. https://doi.org/10.1186/s40169-018-0185-6 7:11, 1-20 (2018)
- Laura Howes, How your gut might modify your mind, Chem. Eng. News 97(14) 36-40 (2019)
- Science Oct. 23., 2019
- The Scientist 2019, Feb. 4., by Ashley Yeager
- 半田 康、ホルモン剤使用牛肉の摂取とホルモン依存性癌発生との関連、日本がん予防学会ニュースレター p.1., No.66, Dec. 2010.
- Bruce Freeman et al., J. Biolo. Chem. (2013)
- Science 244, 974-976 (1989) • J. Clin. Invest. 739-745 (1990)
- Proc. Natl. Acad. Sci. U S A. 2020 Mar 3;117(9):4642-4652. doi: 10.1073/pnas.1919563117. Epub 2020 Feb 18.
- 奥野修司 2020年3月19日、3月26日号 週刊新潮
- 『トマトとイタリア人』内田洋子　シルヴィオ・ピエールサンティ　文藝春秋

前田 浩
Hiroshi MAEDA

〈略歴〉1962年東北大学農学部卒業／1964年カリフォルニア大学(Davis校)大学院修了(フルブライト奨学生)／1968年東北大学大学院博士課程修了(指導:医学部石田名香雄教授)、東北大学医学部細菌学講座助手、ハーバード大学ダナ・ファーバーガン研究所主任研究員／1971年熊本大学医学部微生物学講座助教授／1981年同教授／2005年熊本大学名誉教授(医学)、同年崇城大学薬学部教授、2011年同特任教授／2016年同栄誉教授、現在、㈶バイオダイナミックス研究所理事長・所長／大阪大学招聘教授(医学)、東北大学特別招聘プロフェッサー

〈研究テーマと抱負〉高分子型抗癌剤、癌血管の透過性にかかわる現象のEPR効果、感染における生体内ラジカルの生成、炎症による生体内活性酸素と抗酸化食品による癌予防、癌の蛍光ナノプローブによる検出と光照射療法

〈受賞歴〉日本細菌学会浅川賞、高松宮妃癌研究基金学術賞、ドイツ生化学会および国際NO学会の特別号発刊により顕彰、王立英薬学会Life Time Achievement Award受賞、日本DDS学会 永井賞、日本癌学会吉田富三賞、2016年トムソン・ロイター引用栄誉賞(化学部門)、米国ミシガン州Wayne State Universityより2017 Roland T. Lakey賞受賞、2018年瑞宝中綬章受章、西日本文化賞、米国サンアントニオ市名誉市長、米国オクラホマ州名誉州民など多数

〈趣味〉ワイン

DOI:10.1271/kagakutoseibutsu.55.501

ウイルスにも ガンにも
野菜スープの力

2020年 4 月15日　第1刷発行
2020年10月25日　第2刷発行

著　者　前田 浩
発行人　見城 徹
編集人　福島広司
編集者　鈴木恵美　杉浦雄大

発行所　株式会社 幻冬舎
〒151-0051　東京都渋谷区千駄ヶ谷4-9-7

電話　03(5411)6211(編集)
　　　03(5411)6222(営業)
振替　00120-8-767643
印刷・製本所　中央精版印刷株式会社

検印廃止

ISBN978-4-344-03603-1　C0095
幻冬舎ホームページアドレス　https://www.gentosha.co.jp/

この本に関するご意見・ご感想をメールでお寄せいただく場合は、
comment@gentosha.co.jpまで。